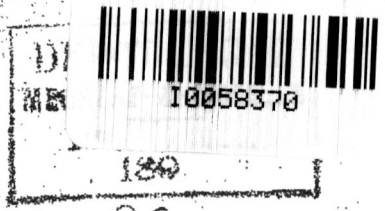

I0058370

189

238×99

La Cure Thermale

à

Bourbonne-les-Bains

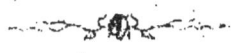

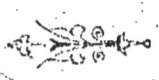

Guide pratique

A L'USAGE DU BAIGNEUR

T 163
e
230. 13

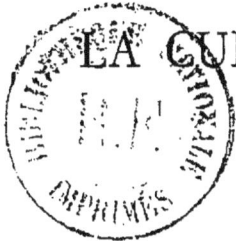

LA CURE THERMALE

A

BOURBONNE-LES-BAINS

T 163
Ie
380 (13)

SERVICE MÉDICAL.

Liste des médecins et pharmaciens par ordre alphabétique.

Médecins.

MM. les docteurs :

BALLEY, rue Porte-Gallon ;

BOUVIER, rue Vellonne ;

GAY, rue Porte-Gallon ;

JOYEUX, rue Porte-Gallon ;

MERCIER, rue de l'Hôpital pendant la saison ;
    Reims en dehors ;

MERLE, rue de l'Hôpital pendant la saison ;
    habituellement Paris, 6, rue de Thann ;

PRUDON, rue de l'Hôpital ;

TESTEVUIDE, rue Vellonne.

Pharmaciens.

MM.

HABERT, rue Porte-Gallon ;

LAFONTAINE, place du Marché ;

MOUCHOTTE, Grande-Rue.

La Cure Thermale

à

Bourbonne-les-Bains

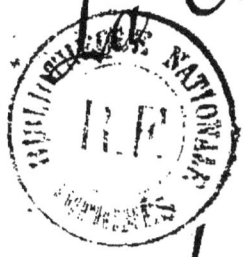

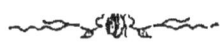

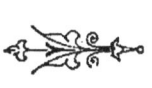

⁂ Guide pratique

A L'USAGE DU BAIGNEUR

1899

—

PREMIÈRE ÉDITION

Reproduction interdite.

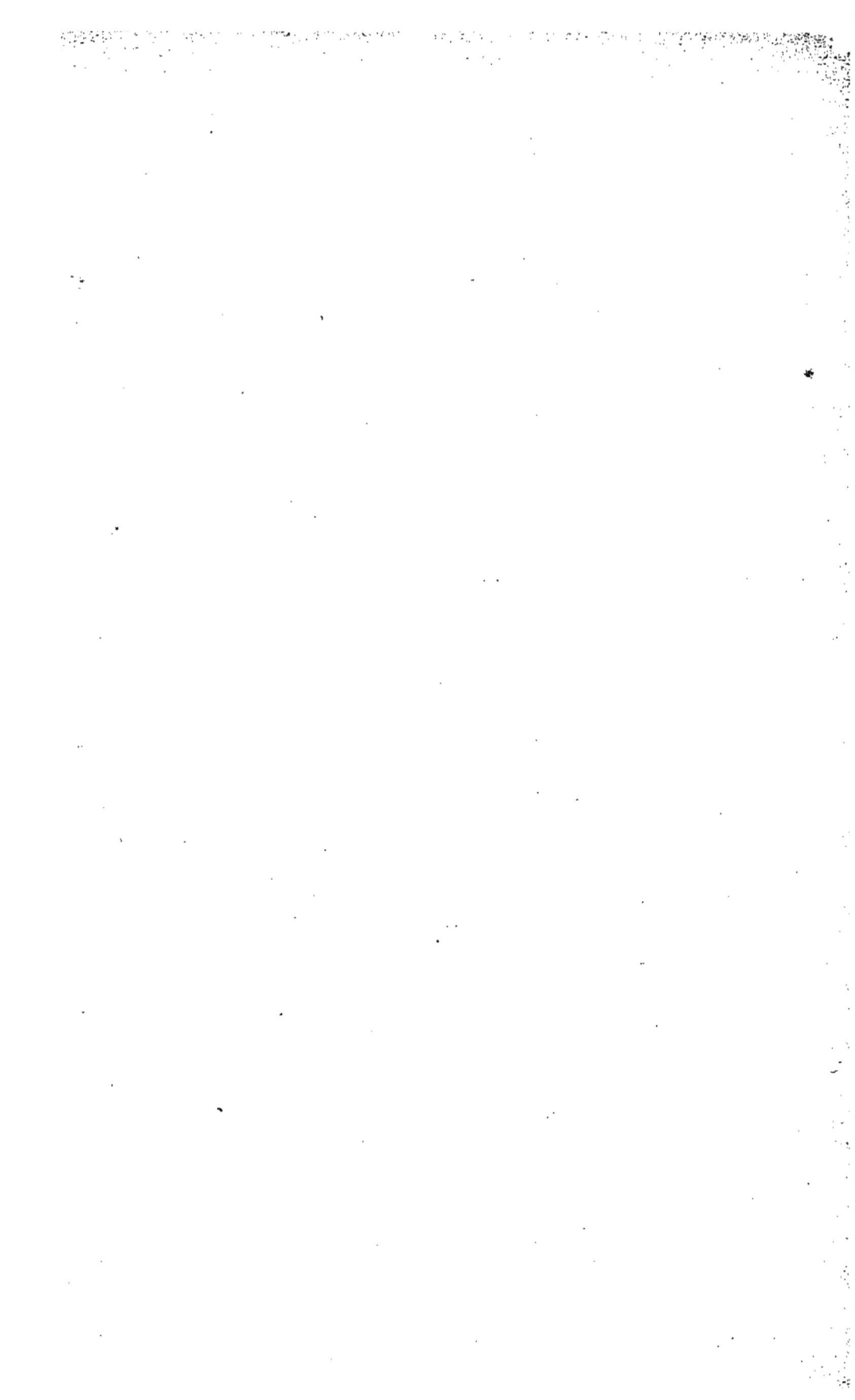

PRÉFACE

En présentant ce nouveau Guide au public, nous avons l'espoir de mettre entre ses mains un ouvrage utile.

Sans aucune prétention scientifique, nous le recommandons toutefois à MM. les Médecins.

Ils y trouveront des renseignements très précis sur les indications des eaux de Bourbonne et sur leurs modes d'action. Nous les avons puisés dans les meilleures études médicales concernant la station, et aussi dans quelques travaux plus récents sur les eaux chlorurées sodiques chaudes.

Notre Guide s'adresse surtout au malade qui vient chercher la santé à Bourbonne. C'est pour lui que nous avons exposé avec détails les moyens puissants dont dispose la cure thermale, et que nous nous sommes

efforcés d'indiquer les principes les plus in-
dispensables à leur emploi, principes qu'il
devra suivre rigoureusement s'il veut obtenir un bon résultat, et qu'il ne pourra pas
toujours enfreindre sans danger.

Instruit de cette façon, il comprendra
mieux la nécessité d'une direction qui, pour
être tout à la fois sage et audacieuse, demande à l'esprit beaucoup de connaissances,
beaucoup de finesse.

AVERTISSEMENT AU MALADE

QUI VEUT FAIRE UNE SAISON

A BOURBONNE-LES-BAINS

———

Avant tout, le malade envoyé à Bourbonne doit bien se pénétrer de ceci, que beaucoup de personnes ne veulent pas comprendre, c'est que Bourbonne est une station spéciale ayant ses traditions et un mode de traitement qui lui est propre. L'eau de Bourbonne n'est pas une eau indifférente et une longue expérience a démontré quel était le meilleur moyen de l'utiliser en bains et en douches, etc.

Vouloir innover à Bourbonne, c'est exposer le patient à des expériences désastreuses pour sa santé ; vouloir importer à Bourbonne les traitements usités à Plombières, Luxeuil, Néris, Aix, serait aussi absurde que de vouloir appliquer dans ces stations les modes de traitements spéciaux à Bourbonne.

Bourbonne est Bourbonne, et ceux qui veulent y faire une cure doivent se soumettre aux modes de traitement consacrés par des siècles de succès.

Les médecins et les malades doivent encore bien se pénétrer de ceci, c'est que les eaux de Bourbonne ne sont pas une panacée universelle, qu'elles ne guérissent pas tous les maux, qu'au contraire elles sont une spécialité à employer dans un cadre déterminé et même relativement assez restreint de maladies.

Toutes les fois qu'une maladie est à l'état aigu, il y a contre-indication ; et s'il y a douleur au toucher, les eaux ne doivent être prises qu'avec circonspection.

Elles sont contre-indiquées dans les cas de dégénérescences squirreuses et cancéreuses, la phtisie pulmonaire, les anévrismes, l'épilepsie, l'aliénation mentale et les ramollissements du cerveau et de la moelle épinière.

Elles sont nuisibles dans les fractures trop récentes dont elles hâtent la résolution du cal primitif avant que le cal secondaire n'ait acquis une solidité suffisante.

Les malades désireux de guérir doivent toujours consulter leur médecin, seul juge compétent de l'opportunité de l'emploi des eaux. En ne prenant conseil que d'eux-mêmes, ils s'exposeraient aux regrets d'avoir fait un voyage inutile, dispendieux et peut-être nuisible.

Toute personne qui désire faire utilement une saison à Bourbonne doit disposer du temps matériellement nécessaire à son traitement, c'est-à-dire d'au moins vingt et un jours.

Espérer prendre efficacement les eaux de Bourbonne en dix ou quinze jours, c'est rêver une impossibilité ; en pareille matière, on ne supplée pas au temps par un traitement intensif ; l'organisme ne saurait tolérer plusieurs bains ou douches par jour.

Le traitement balnéaire doit être raisonné et progressif pour ne pas entraîner une fatigue excessive du malade et par conséquent produire des effets absolument contraires à ceux attendus. De même qu'il serait absurde, pour un convalescent, qui vient de passer plusieurs semaines au lit, d'entreprendre des courses de vingt kilomètres, de même il serait insensé pour une personne qui veut faire une cure profitable de prendre, aussitôt arrivée, des bains d'une heure et des douches de quinze minutes.

Le résultat infaillible de ce mode de procéder, qui est malheureusement trop fréquent, serait une courbature qui contraindrait le malade à un repos absolu pendant plusieurs jours, au détriment du traitement entrepris.

Le malade qui veut utilement employer le temps dont il dispose, doit donc débuter par des bains et des douches de courte durée ; d'abord, par des bains de quinze à vingt minutes et des douches de quatre à cinq minutes, pour monter graduellement à des bains de trente minutes, durée maxima de l'action utile du bain, et à des douches de dix à quinze minutes, selon le cas.

Le malade qui agira ainsi ne ressentira aucune fatigue, il conservera son appétit, son sommeil, sa bonne humeur ; il suivra un traitement efficace et continu et ne perdra, en repos forcé, aucune des journées dont il dispose.

Cependant, et le malade ne devra ni s'en effrayer, ni s'en impatienter, il peut arriver, pendant la cure, surtout dans les cas de rhumatismes et de névralgies, que le traitement thermal, loin d'amener immédiatement l'amélioration désirée et attendue, réveille au contraire la douleur et semble même parfois l'exaspérer. Le patient, sous réserve d'en avertir son médecin traitant, ne devra pas se laisser rebuter par ce symptôme, en général de bon augure, car le cas est fréquent à Bourbonne et l'on pourrait citer des milliers d'exemples où l'amélioration et même la guérison complète ne se sont manifestées qu'après la cure thermale, souvent plusieurs mois après.

Deux opinions sont fortement enracinées dans l'esprit de beaucoup de personnes qui fréquentent les stations balnéaires.

La première, c'est qu'il est absolument inutile de consulter un médecin pour se faire administrer des choses aussi simples que des bains et des douches.

La seconde, c'est que si on paie un bain d'une heure et une douche de dix minutes, on doit prendre exactement une heure de bain et dix minutes de douche, afin d'en avoir pour son argent, sans comprendre que ces durées sont des maxima qu'il ne faut atteindre que dans des cas exceptionnels et parfaitement déterminés.

C'est grâce à ces opinions absurdes, mais acceptées comme des principes indiscutables, que chaque année, plusieurs malades quittent notre station fatigués, endoloris, découragés, maudissant nos eaux merveilleuses qui, répètent-ils, étaient trop fortes pour eux, alors que, quatre-vingt-dix-neuf fois sur cent, les malheureux, pour réaliser l'économie d'une consultation, se sont fait doucher à tort et à travers et ont affreusement talé leurs articulations endolories, sans compter le surmenage imposé à l'organisme.

Les eaux de Bourbonne sont vraiment merveilleuses, elles font chaque année des miracles, mais à la condition expresse d'être administrées à propos; à raison même de leur activité et de leur énergie, leur application est délicate et elle doit être entourée de précautions méticuleuses, pour donner ces résultats surprenants qu'on constate chaque année par centaines.

Puisse cet avertissement être compris par tous les malades qui se préparent à venir faire une saison à Bourbonne.

LA CURE THERMALE

A

BOURBONNE-LES-BAINS

***

TOPOGRAPHIE — CLIMAT — HABITATION

La petite ville de Bourbonne-les-Bains (4,500 habitants environ) est un chef-lieu de canton de l'ar-
rondissement de Langres, dans le département de
la Haute-Marne, au point où ce département confine
avec ceux des Vosges et de la Haute-Saône.

Cette portion de territoire, située dans l'ancienne
Champagne, sur la frontière de la Franche-Comté
et de la Lorraine, faisait autrefois partie du *Bassigny
champenois*.

La ville est bâtie sur un mamelon appartenant à
la petite chaîne des *monts Faucilles,* qui relie les
montagnes des Vosges au plateau de Langres. Elle
s'étend sur la crête, les pentes et dans les deux val-
lons adossés aux flancs nord et sud de ce mamelon
qui sont arrosés, le premier par la petite rivière de
l'*Apance,* affluent de la Saône, le second par le ruisseau de *Borne.*

Auprès de ce ruisseau, à 255 mètres au-dessus du niveau de la mer, se trouvent les *sources thermales.* Les travaux exécutés sur ce point, à divers moments, ont amené la découverte d'antiquités authentiques et classées, qui prouvent d'une manière certaine que les origines de Bourbonne remontent à la plus haute antiquité.

Les Gaulois, les Romains surtout y établirent des thermes d'une richesse incomparable, dont les débris jonchent le sol. Les *ex voto,* les inscriptions, les médailles, les monuments de toute sorte attestent ici l'antiquité et l'excellence des eaux.

Aujourd'hui, les *Bains civils,* reconstruits récemment par l'État avec un luxe et un aménagement parfaits, les *Bains militaires,* les mieux établis et les plus considérables dans ce genre qui existent en France et peut-être dans le monde entier, offrent à tous une station de premier ordre avec des ressources thérapeutiques immenses.

L'*Etablissement civil* est adossé, du côté du sud, à la colline du prieuré et au plateau qui la continue.

Le beau *parc des bains,* dessiné sur cette pente, s'élève jusqu'au point de vue d'où l'on embrasse le magnifique panorama de Bourbonne et de ses environs : le château et la ville haute, les mamelons couronnés de forêts, revêtus de vignes et entrecoupés par de nombreuses vallées verdoyantes qui sont la note dominante du paysage dans la région ; enfin, au nord-est et au dernier plan, les sommets des Vosges.

La température moyenne de l'été est à Bourbonne de 18° centigrades. L'automne y est exceptionnellement beau, comme dans tout l'Est de la France. Le climat est salubre et la longévité de la population bourbonnaise remarquable.

Bourbonne fournit au baigneur toutes les ressources qu'il peut désirer : des hôtels confortables, des maisons meublées avec ou sans table, des appartements avec cuisine, des chambres garnies. Plusieurs de ces habitations mettent à sa disposition de vastes et beaux jardins. Partout l'étranger est sûr de trouver un accueil poli et cordial, des soins empressés, une installation d'une propreté irréprochable, des mets sains et abondants, pour des prix qui sont plutôt au-dessous de la moyenne usitée dans les villes d'eaux.

SOURCES

Provenance.

Les eaux de Bourbonne proviennent du groupe de terrains infra-liasiques connu sous le nom de *trias* et comprenant, du haut en bas : les *marnes irisées,* le *muschelkalk* et le *grès bigarré*. Elles émanent d'une nappe souterraine, épanchée entre le grès bigarré et le muschelkalk, au niveau des argiles bariolées intermédiaires à ces formations, à une profondeur que Walferdin, d'après l'indication fournie par la température même des sources, a évaluée à 1 300 ou 1 400 mètres.

Avant 1856, les sources étaient au nombre de trois :

1º La *Fontaine de la place* ou *de la buvette,* ou *Fontaine chaude* ou *Matrelle,* sur la place des Bains ;

2º La *Source romaine* ou *du puisard romain,* située

dans l'intérieur même de l'Établissement civil de 1re classe ;

3º La *Source Patrice* ou *de l'hôpital militaire,* dans l'emplacement de l'hôpital militaire.

Ces dénominations, encore usitées à tort dans un grand nombre de *Guides,* ont été remplacées, depuis 1856, par les numéros d'ordre, de 1 à 14, de nombreux sondages opérés par les soins de l'administration des mines. Les numéros de ces sondages les plus importants, par l'abondance, la minéralisation et la thermalité de l'eau qu'ils fournissent, sont les nos 1, 10, 12 et 13, ancien puisard romain, situé, nous l'avons déjà dit, dans l'intérieur même de l'Établissement civil de 1re classe.

De chacun des sondages part un tuyau en cuivre qui vient déverser l'eau dans une chambre voûtée, située sur la place des Bains, tout près du sondage nº 12, où se trouve la bâche de distribution.

De la bâche de distribution, l'eau est répartie, au moyen de vannes, entre le puisard de l'Établissement civil et le puisard de l'Hôpital militaire, dans la proportion de sept douzièmes à l'Établissement civil et cinq douzièmes à l'Hôpital militaire.

Prise et chassée par des pompes, elle suit une colonne d'ascension en tuyaux de cuivre aboutissant aux réservoirs d'eau chaude, construits comme les réservoirs de réfrigération, dans la partie supérieure du parc de l'Établissement des Bains civils, à la cote 276, soit à 27m,50 au-dessus du fond du puisard. Les bassins de réfrigération, construits à l'ouest des réservoirs de l'eau chaude et alimentés par ceux-ci, sont au nombre de huit et contiennent chacun 100 mètres cubes. De là, l'eau redescend par les mêmes galeries qui ont servi à l'ascension, aux Bains civils et à l'Hôpital militaire, où elle sert pour les bains et les douches.

A mi-côte du jardin, au-dessus des bains de deuxième classe, se trouve un réservoir d'eau thermale, destiné aux douches faibles de l'Établissement civil.

Propriétés physiques.

L'eau de Bourbonne est naturellement chaude, claire et limpide. Elle n'a pas une saveur salée plus marquée que les aliments ordinaires et son goût rappelle celui du *bouillon de veau*. Elle est sans odeur. Elle *se boit* et *passe* bien, même à la dose de trois ou quatre verres, qu'il n'y a pas en général d'intérêt à dépasser.

On sait quelle est l'importance de la thermalité naturelle des eaux par rapport à leur action physiologique qui dépasse de beaucoup celle des eaux froides même plus fortement minéralisées et se montre incomparablement supérieure à celle des eaux artificiellement chauffées ; or, l'eau de Bourbonne, prise au sondage, jouit d'une température de 65° centigrades, ce qui la rend bien supérieure aux eaux salées froides, comme l'eau de la mer, l'eau de Salins, l'eau de Salies-de-Béarn, les eaux de Kissingen, de Hombourg. Elle partage ce privilège avec les eaux de Baden-Baden, qui lui sont inférieures en salure, et les eaux de Wiesbaden, auxquelles elle ressemble d'ailleurs par tant d'autres points.

C'est cette haute thermalité qui lui donne une supériorité incontestable sur l'eau d'Aix, qui n'émerge qu'à 43° et qui, par conséquent, dans ses applications, ne peut dépasser 35°, température très insuffi-

sante comme douche pour les sciatiques, les rhumatismes musculaires entés dans de vieilles peaux.

Et cette appréciation n'est pas fantaisiste, elle n'est
pas faite pour les besoins de la cause ; tous les baigneurs en traitement à Bourbonne peuvent contrôler
les observations constantes faites par nous chaque
année et desquelles il résulte que l'eau de Bourbonne, qui émerge à 65°, subit, dans les diverses
manipulations qui précèdent son utilisation en bains
et douches, un abaissement de température d'environ
8 à 9° centigrades ; ainsi, l'établissement thermal de
Bourbonne pourrait donner des bains et des douches
à la température maxima de 56 ou 57° centigrades,
ce qui serait un peu chaud.

Mais si l'eau de Bourbonne, qui émerge à 65°,
abandonne, avant son emploi, 8 à 9° de sa thermalité, il est certain que l'eau d'Aix, qui ne sourd qu'à
43°, perd au moins autant, d'où l'on peut conclure
que l'établissement thermal d'Aix ne peut donner
des bains ou douches qu'à la température maxima
de 35°, ce qui n'est que tiède.

La saveur salée de l'eau de Bourbonne n'est pas
compliquée d'amertume comme celle de l'eau de la
mer, parce qu'elle ne contient que très peu de chlorure de magnésium. Elle est au point juste qu'il faut
pour qu'on puisse la boire sans répugnance et la di-
gérer sans difficulté.

Analyse chimique.

Voici la plus récente analyse chimique de l'eau de
Bourbonne, telle qu'elle a été faite au laboratoire de
M. Würtz, en 1881, d'après des échantillons qu'il est
venu lui-même puiser aux sources.

L'analyse ci-après correspond à la composition de l'eau du sondage n° 13, ancien puisard romain.

Acide carbonique combiné.	0,0703
— libre	0,0263
Silice.	0,0748
Carbonate de calcium	0,0743
— de magnésium.	0,0032
— ferreux et manganeux	0,0023
Fluorure de calcium	traces
Sulfate de calcium	1,3980
Chlorure de calcium	0,0785
— de magnésium.	0,0538
— de lithium	0,0887
— de sodium	5,2020
— de potassium	0,1992
— de rubidium et de cœsium	
Bromure de sodium	0,0644
Iode, acide, ammoniaque	traces
TOTAL.	7,3358

Bourbonne doit à ses 5^{gr},2 par litre de *chlorure de sodium* d'être placée au rang des eaux chlorurées sodiques *fortes*.

Dans ce même groupe se trouvent des eaux froides à salure *hyperbolique,* comme celles de Salies (Béarn) et d'Arbonne (Suisse), qui contiennent, la première 255, la seconde 289 grammes par litre de chlorure de sodium, mais que Bourbonne dépasse en efficacité.

C'est que le sel des eaux n'est pas absorbé par la peau et n'agit pas en raison de son abondance. C'est un agent astringent et tonique dont une petite quantité produit des effets supérieurs à tous autres, dans des conditions favorables, et la plus favorable de toutes est la *thermalité naturelle* de l'eau.

L'eau de la mer, malgré ses 30 grammes de chlorure de sodium par litre, est inférieure à l'eau de Bourbonne, comme modificateur externe, parce qu'elle est froide ; de plus, elle est impropre à la boisson parce qu'elle est trop salée et trop amère.

Ainsi, l'on peut dire que l'eau hyperthermale de Bourbonne possède la dose de salure *nécessaire et suffisante,* eu égard à sa thermalité, pour mériter la qualification d'eau chlorurée sodique *forte* qui lui a été dès longtemps conférée et pour la rendre éminemment propre aux deux médications interne et externe.

Le *brome,* si important dans la cure de l'hyperadénisme diathésique, se trouve dans l'eau de Bourbonne, sous forme de bromure de sodium, à la dose énorme, dans l'espèce, de 64-67 milligrammes, avec de notables traces d'iode.

La *lithine,* indiquée déjà par Grandeau, puis mise dans son jour par l'analyse de M. Willm, et dont la présence explique les nombreux succès de Bourbonne dans la cure du rhumatisme goutteux, de la goutte atonique, se trouve dans ses eaux en quantité tout à fait exceptionnelle, sous forme de chlorure de lithium (82-88 milligrammes, plus du double de ce que renferme l'eau de Royat) Cette quantité est telle qu'on peut la doser dans le résidu alcalin d'un demi-litre et cela sous forme de phosphate (Willm).

L'eau de Bourbonne est du reste la plus riche en lithine de toutes les eaux thermales connues. On en jugera par le tableau comparatif ci-après.

— Tableau comparatif de la richesse en lithine des eaux de Bourbonne.

DÉNOMINATION DES EAUX.	CHLORURE de lithium, par litre.
Bourbonne	0,0887
Vittel (Grande-Source)	»
Contrexéville (Pavillon)	»
Chatel-Guyon (Source Vernière).	0,028
Martigny (Source nº 1)	0,030
Royat (Grande-Source).	0,035
Kissingen	0,028
Carlsbad	traces
Baden-Baden	»

Ce tableau démohtre irréfutablement que les eaux de Bourbonne sont les plus riches en lithine de toutes les eaux thermales connues.

Propriétés thérapeutiques.

Toniques reconstituantes, les eaux hyperthermales de Bourbonne fortifient l'organisme en réveillant la sensibilité nerveuse et en stimulant la fibre musculaire ; *excitantes générales,* elles accélèrent les fonctions ; *altérantes,* elles fluidifient le sang et empêchent la stase sanguine en activant la circulation capillaire ; *équilibrantes,* elles rétablissent le fonctionnement normal des appareils, en déchargeant ceux qui sont engoués ou hyperémiés, en donnant par contre-coup une activité plus grande à ceux dont l'action est insuffisante par défaut de capacité d'organe ou par défaut de stimulation fonctionnelle ; aussi les anciens auteurs les qualifiaient de fondantes et désobstruantes. Elles n'ont pas de rivales contre les maladies chroniques, dont la cause ou le résultat est un affaiblissement général de la constitution.

L'application des eaux de Bourbonne est dirigée principalement contre le retour des manifestations spéciales aux maladies diathésiques ; elles préviennent, grâce à leur action reconstituante, le retour de nouveaux accès qui, retentissant eux-mêmes sur la constitution, établissent à la longue un droit de cité indestructible de l'affection initiale.

Les progrès de l'hydrologie médicale sont tels, depuis vingt ans, qu'il n'existe en quelque sorte pas une affection chronique qu'on ne puisse améliorer par l'emploi des eaux minérales. La spécialisation actuelle des différentes stations vérifie l'exactitude de cette assertion.

Grâce à une observation médicale attentive secondée par des indications précises tirées des sciences physiques et chimiques, grâce aux travaux de nos devanciers et aux conseils de nos contemporains, nous nous croyons en mesure d'établir une nosographie à peu près complète des affections qui pourront trouver à Bourbonne soulagement et guérison. Le cadre est-il définitif ? C'est douteux. Quelques maladies que nous recevons aujourd'hui trouveront peut-être mieux demain en France ou en Allemagne, certaines autres, plus complètement étudiées, seront sans doute dirigées sur notre station et en recueilleront les précieux effets.

Rappelons-nous toujours, en commençant un traitement minéral, qu'il est impossible d'améliorer un état local dépendant d'une affection chronique, sans avoir amélioré d'abord l'état général. Et, en effet, la plupart de ces lésions, qui semblent cependant bien cantonnées et indépendantes, ne sont, en réalité, que des maladies constitutionnelles qui forment le groupe des diathèses connues :

1º L'arthritisme ;
2º L'herpétisme ;
3º Le lymphatisme et la scrofule ;
4º La syphilis.

Ces maladies s'installent dans tout l'organisme ; elles s'y développent lentement, il est vrai, mais aussi progressivement. Simples troubles fonctionnels des divers organes au début, elles aboutissent à des désordres matériels, qui intéressent tous les tissus, tous les appareils. Leur gravité s'accentue chaque jour, si un traitement reconstituant prolongé n'entrave pas leur marche.

L'application méthodique des eaux de Bourbonne peut et doit améliorer ou guérir les maladies constitutionnelles ainsi que leurs lésions.

CURE THERMALE

L'eau de Bourbonne se prend en bains et en douches, on la boit, on en fait usage pour fomentations, injections, gargarismes, pulvérisation, etc.

La cure a lieu le matin de préférence.

Eau en boisson.

Bue chaude et à petite dose elle stimule les fonctions de l'estomac et de l'intestin, et réveille l'appétit. A dose plus forte, elle procure une diurèse plus ou moins abondante ou une moiteur générale ; parfois elle provoque quelques selles dans les premiers jours, mais le plus souvent, bue très chaude et à petites doses, elle amène de la constipation.

L'eau minérale chaude à l'intérieur est tonique et vitalisante, stimulante des fonctions de l'estomac ; beaucoup de digestions embarrassées ont été remises en bon état par son usage.

L'eau de Bourbonne est le remède par excellence des rhumatisants, goutteux, diabétiques et obèses.

Bue froide ou tiède, à la dose de trois ou quatre verres par jour, elle constitue un purgatif très doux, régularisant les selles et pouvant être continué sans

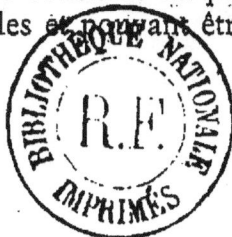

danger pendant des mois ; elle ne produit pas l'accoutumance ; elle ne fatigue pas l'intestin.

On la prend à jeun, par verres de vingt à vingt-cinq centilitres, de dix en dix minutes. Sa saveur n'est pas désagréable ; on s'y habitue très rapidement.

Cette propriété laxative est largement mise à contribution dans les embarras saburraux de l'estomac, dans la dyspepsie gastro-intestinale et dans la constipation qui accompagne si fréquemment la chlorose et les affections des centres nerveux.

Les chlorure, iodure et bromure de sodium qu'elle renferme, en font un dépuratif et un résolutif des plus énergiques ; aussi guérit-elle rapidement les engorgements de l'abdomen, du foie et de la rate ; elle ramène promptement ces organes à leur volume naturel.

Énergique modificateur de la nutrition, l'eau de Bourbonne est employée avec succès contre le diabète, les dyspepsies et la dilatation de l'estomac.

Son énorme dose de *lithine (neuf centigrammes par litre)* agit avec une puissance extraordinaire sur l'acide urique en suspension dans l'organisme. L'usage quotidien de cette eau a guéri des goutteux et des rhumatisants qui avaient épuisé sans succès tous les remèdes et toutes les eaux à la mode.

Parlant des eaux de Bourbonne en boisson, Thibault écrivait : « Elles peuvent raisonnablement estre employées aux maladies internes, qui proviennent d'opilation et obstruction, soit du foye, de la ratte, et du mésentere, soit des reins, de la matrice, et autres parties contenues dans l'abdomen ou ventre inférieur. »

L'eau de Bourbonne se transporte facilement et ne

se décompose pas. Elle conserve toutes ses vertus pendant des années.

Elle n'est vendue qu'en bouteilles portant le cachet de la compagnie concessionnaire.

Quantité.

Quelle est la quantité d'eau qu'il faut absorber ? Rien à cet égard ne peut être fixé à l'avance ; chacun agira suivant son degré de tolérance et l'excès, s'il n'est pas nuisible, est inutile.

Si vous êtes goutteux, rhumatisant, constipé, buvez de l'eau refroidie de cinq en cinq minutes, en vous promenant, jusqu'à ce que vous ayez obtenu un *résultat ;* alors arrêtez-vous.

Si, au contraire, vous voulez obtenir une excitation, une poussée à la peau, buvez de l'eau thermale au degré le plus élevé que vous pourrez la supporter, buvez-la autant que possible dans le bain, en sortant, puis dans l'après-midi un troisième verre, à 4 heures, pour le promener jusqu'au dîner.

L'action de l'eau thermale de Bourbonne n'est pas basée sur l'empirisme ; son action chimique sur l'organisme humain a été nettement déterminée. Voici le résumé du travail de MM. Boutarel et Habert sur cette action chimique:

« L'eau thermale ne peut être considérée comme *diurétique,* car l'augmentation d'urine n'atteint jamais la quantité d'eau ingérée ; elle n'est pas éliminée de suite et séjourne quelque temps dans le corps avant de s'en aller par les urines.

« La *réaction* de l'urine reste acide, bien que l'eau

ait une réaction alcaline. Tout au plus noterait-on
une petite tendance à devenir moins acide après l'in-
gestion d'un litre d'eau continuée pendant quelques
jours.

« La *densité* diminue au fur et à mesure que le
volume d'urine augmente. L'augmentation de la
quantité d'urine est donc due surtout à la partie
aqueuse, et les sels n'augmentent pas dans la même
proportion.

« La quantité d'*urée* est toujours accrue et croît
avec la quantité d'eau ingérée. Ce fait n'est pas
surprenant, car les physiologistes ont signalé cette
propriété du chlorure de sodium de favoriser l'éli-
mination de l'urée, et Rabuteau en a prouvé l'exactitude.

« L'*acide urique* décroît d'une façon notable et la
proportion dont il diminue varie de plus du cin-
quième à tout près de moitié, par rapport au poids
d'acide éliminé en vingt-quatre heures dans l'urine
normale. C'est là un point important à relater. De
même que l'urée, l'acide urique provient de la trans-
formation des matériaux azotés ; mais sa production
est moins légitime que celle de l'urée. Sa formation,
bien que permanente, correspond à une oxydation
imparfaite, à une insuffisante élaboration des ma-
tières azotées. En un mot, il n'est pas un produit
ultime de la nutrition. Car, introduit dans l'économie, il est encore carburé et donne naissance à
de l'urée. L'acide urique décroît d'autant plus que le
volume d'eau thermale absorbé est plus considérable.

« Le rapport de l'acide urique à l'urée suit la
même proportion.

« Les *chlorures* augmentent, mais non proportion-
nellement à la quantité absorbée. La quantité de

chlorures non éliminée passe dans la circulation. D'après Gubler, le sel marin est une substance éminemment dialysable ; en cette qualité, il s'absorbe aisément. Il va dans le sang, augmenter la masse la plus importante des sels neutres du sérum et favoriser le conflit de l'oxygène avec les globules rouges.

« Dans les premières heures qui suivent l'absorption de l'eau, la quantité de chlore trouvée dans l'urine est minima et elle est maxima dix à douze heures après.

« Du jour où le traitement cesse, les chlorures baissent et tombent au-dessous de la moyenne normale. L'excès de chlorure de sodium absorbé s'élimine donc dans les vingt-quatre heures. L'eau de Bourbonne ne suit pas en ceci la loi enseignée à Vichy, loi d'après laquelle les sels absorbés dans l'eau minérale mettent environ vingt jours à s'éliminer complètement.

« L'acide phosphorique diminue dans l'urine influencée par le traitement. Le chlorure de sodium exerce là aussi son influence en facilitant l'assimilation des phosphates et en s'opposant ensuite à leur expulsion. Or le phosphate de chaux est un agent qui concourt non seulement à la formation de la substance minérale des os, mais qui a aussi une action des plus nettes sur la nutrition et sur le développement de l'activité musculaire.

« Enfin, sous l'action de l'eau en boisson, la température du corps augmente. La température maxima observée a été de quatre dixièmes de degré. Au bout de deux heures et demie à trois heures, le thermomètre revient au degré observé avant l'expérience.

« En résumé, l'eau thermale exerce une action chimique sur l'organisme ; elle renferme des principes qui tendent à augmenter la sécrétion et l'acidité du suc gastrique, à favoriser et à régulariser les actes de la nutrition. Elle accélère les échanges organiques. »

Il faut autant que possible boire de l'eau thermale ayant toutes les garanties de pureté possible et pour cela il n'y a pas à hésiter, il faut boire uniquement l'eau provenant du sondage n° 13, *ancien puisard romain,* situé dans l'intérieur de l'Établissement civil de première classe.

Après de justes et longues réclamations de l'administration des thermes et du corps médical, l'eau de ce sondage vient d'être livrée à la boisson ; on peut dire qu'elle constitue l'eau type et absolument pure de Bourbonne ; c'est, après quinze siècles, la même dont usaient les Gallo-Romains.

Ce sondage, établi sur l'ancien puisard romain, a une profondeur de 45 mètres. Il est, sur toute cette profondeur, entièrement tubé en cuivre rouge ; les tuyaux en cuivre sont vissés bout à bout, le tout a été soigneusement scellé dans la roche ; l'eau qui en sort est donc bien celle qui sourd de la nappe souterraine, elle est à l'abri de toute infiltration d'eau étrangère et de toute contamination ; sa minéralisation correspond exactement à l'analyse de M. Wilm et sa température est plus élevée que celle de tous les autres sondages ; elle s'élève à 66°.

D'ailleurs, tous les buveurs d'eau peuvent s'en rendre compte, l'eau du puisard romain n'a pas l'arrière-goût désagréable provenant de vieux tuyaux en bois mal joints que possède l'eau provenant du sondage n° 12, qui alimente la buvette publique.

TARIF

de l'eau en bouteille puisée au sondage nº 13
(ancien puisard romain)

**Prix de la caisse de 25 bouteilles (emballage compris),
15 fr.**

**Prix de la caisse de 50 bouteilles (emballage compris),
27 fr. 50 c.**

Le tout livré en gare de Bourbonne.

**Les demandes, accompagnées d'un mandat-poste,
doivent être adressées à l'Établissement thermal.**

Prix spéciaux pour MM. les médecins et pharmaciens.

Bain.

Le bain est la forme principale et ordinaire de
l'application des eaux minérales, il se prend en baignoire ou dans la piscine. A la température de 35 à
40°, il réveille la vitalité de la peau, la congestionne
même ; il impressionne vivement le système nerveux
cutané et agit par action réflexe sur les diverses fonctions de l'organisme. Nous le prescrivons principalement dans les diathèses scrofuleuse, arthritique et
syphilitique, dans les vieilles paralysies où les centres
nerveux ne sont pas en cause, et dans tous les cas où
il est nécessaire d'exercer une révulsion vigoureuse
sur l'enveloppe cutanée.

Si l'on veut au contraire obtenir une action séda-
tive, hyposthénisante, calmer l'excitation nerveuse,
tonifier l'organisme, il convient d'abaisser la température du bain à 28°, 30° centigrades suivant les
sujets et les indications à remplir.

Il est pour ainsi dire impossible de fixer *à priori* la limite du bain chaud et du bain tempéré. C'est le malade seul qui peut dire s'il est chaud, tempéré ou froid, suivant l'impression qu'il ressent en entrant dans sa baignoire. Il n'est pas rare de voir certains malades grelotter dans un bain de 34° à 35° centigrades, quand d'autres trouvent la température à 30°. trop élevée. Du reste, l'importance de la température est telle que nous ne saurions trop recommander aux malades de suivre rigoureusement à cet égard les prescriptions du médecin, et c'est pour cela que chaque baignoire est munie de son thermomètre.

La durée du bain est variable suivant qu'il s'agit d'eaux plus ou moins minéralisées ; à Plombières, à Bains, à Luxeuil, à Néris, dont la minéralisation est faible ou insignifiante, on ordonne des bains de deux et trois heures, à Bourbonne dont l'eau est *forte,* des bains d'une pareille durée seraient dangereux, ils amèneraient une excitation.

Là encore, l'intervention du médecin est nécessaire pour déterminer la durée utile du bain suivant la constitution du malade.

Dans presque tous les cas, le bain chaud de Bourbonne produira tout son effet excitant dans les vingt premières minutes de sa durée ; toute prolongation n'entraînera qu'une fatigue inutile et déprimante pour le malade.

Dans certains cas bien spéciaux, quand il s'agira d'une reconstitution profonde qui exige une action vigoureuse, la durée du bain pourra être exceptionnellement portée à une heure, mais sous la direction effective du médecin.

Le bain, dans ces cas de reconstitution profonde,

agit généralement avec plus de succès que la douche, et le malade lui-même ne tarde pas à reconnaître l'action plus énergique du bain.

Comment doit-on entrer et sortir du bain ? de quelle manière faut-il s'y comporter ? Le docteur Causard répondait à ces questions de la manière suivante :

« Les précautions à prendre pour entrer et sortir du bain tempéré sont insignifiantes. Il est important de procéder lentement, de tâter l'eau en quelque sorte des bains chauds et d'appliquer une compresse imbibée d'eau froide sur la tête des personnes dont le cerveau est impressionnable.

« Si le bain doit être pris seul et frais, il est convenable de se faire arroser les jambes et les pieds avec de l'eau bien chaude, au moyen du tube en caoutchouc qui alimente la baignoire, quand celle-ci vient d'être vidée.

« Ne dormez, ni ne lisez dans le bain, mais frictionnez et agitez les parties malades. Rappelez aux gens de service qu'ils doivent de temps en temps s'assurer de la température de votre bain et le réchauffer s'il y a lieu. Ne conservez ni chemise ni peignoir dans votre bain, le contact de l'eau sera plus intime. Quand vous serez prêt à en sortir, que votre peignoir chaud soit à votre portée ; enveloppez-vous aussi bien que possible pour passer à la douche. »

Douche.

Elle constitue un des éléments les plus énergiques de la cure de Bourbonne. Sa durée est habituellement de 5 à 10 minutes. Sa force dépend de la hauteur du réservoir qui l'alimente, soit 20 mètres (dou-ches fortes) ou 10 mètres (douches faibles).

Sans vouloir enlever au bain sa valeur réelle et prépondérante dans beaucoup de cas, on peut dire que la spécialité de Bourbonne, c'est la douche, la douche locale surtout, administrée *larga manu,* ma-gistralement, comme on ne l'administre nulle part ailleurs.

Certains médecins engoués du massage à la main reprochent un peu légèrement à Bourbonne de ne pas pratiquer, comme à Aix, le massage sous la douche ; ils ne se rendent évidemment pas compte des conditions spéciales dans lesquelles s'administre la douche à Bourbonne, sans quoi ils compren-draient bien vite l'impossibilité et l'inutilité du massage sous un jet de 10 et de 20 mètres de pression.

A ce propos nous croyons intéressant de rapporter la conversation que nous avons eue, au cours de la saison de 1898, avec l'un des médecins les plus dis-tingués de notre région, venu à Bourbonne pour soigner une enkylose incomplète du genou survenue à la suite d'une chute.

Dès son arrivée, avant même d'entreprendre le traitement, notre docteur nous fit l'observation sui-vante :

« Comment se fait-il qu'ici, à Bourbonne, on ne « pratique pas le massage sous la douche comme à « Aix ; c'est une grave lacune.

« Docteur, lui répondîmes-nous, quand vous aurez « pris votre première douche, vous vous rendrez « compte immédiatement par vous-même que le « massage, sous une douche de dix mètres de pres-« sion, est non seulement impossible mais encore

« inutile, ce massage, bien plus énergique que par
« la main, étant fait par la douche elle-même.

« Quand, après quelques jours de douches de dix
« mètres, vous passerez à la douche forte de vingt
« mètres, vous serez le premier à rire de la préten-
« tion de masser sous une douche de cette énergie. »

Quelques jours après, nous rencontrons notre
docteur.

« Eh bien! que pensez-vous du massage sous la
« douche de Bourbonne.

« J'avoue, nous répondit-il, que le massage sous
« vos douches est d'abord impossible, et ensuite
« complètement inutile ; car, ici, c'est la douche
« elle-même qui masse, je m'en rends très bien
« compte aujourd'hui. Mais alors, ajouta-t-il, pour-
« quoi à Aix ne donne-t-on pas des douches comme
« à Bourbonne ? »

« Ah! nous y voilà ; mais tout simplement parce
« qu'à Aix l'eau n'est pas assez chaude ; elle n'a que
« 43° de chaleur, tandis qu'ici nous en avons 65 ;
« et, pour arriver à donner des douches à pression de
« 10 et de 20 mètres, il y a toute une manipulation
« préparatoire pendant laquelle l'eau perd fatalement
« une partie de sa température, au moins 8 à 9°. »

Ainsi, l'eau de Bourbonne qui sort à 65° des sondages, quand elle a été emmagasinée dans le puisard, puis refoulée dans les réservoirs situés au-dessus du parc de l'Établissement d'où elle redescend
pour être administrée en douches ; l'eau de Bourbonne, disons-nous, voit, à la fin de cette circulation, sa température s'abaisser de 65° à 55°, ce qui
est encore très chaud.

Mais, supposez la même manipulation à Aix ;
l'eau émergeant à 43° seulement, tomberait, lors de

son emploi en douches de 10 et de 20 mètres, à 33° environ, ce qui, pour une douche, n'est que tiède, presque froid.

Voilà pourquoi cette brillante station ne peut employer les douches à pression de 10 et de 20 mètres qui sont la spécialité de Bourbonne, et c'est ainsi qu'Aix y supplée par le massage sous l'eau chaude, le massage à la main remplaçant, mais avec beaucoup moins d'énergie et de régularité, le massage de la douche.

Notre docteur parut vivement frappé de cette observation. Ajoutons qu'il quitta Bourbonne enchanté de sa saison et que, depuis, son articulation s'est maintenue absolument libérée.

Ce qui fait la grande supériorité de la douche à Bourbonne sur le massage à la main et même sur le massage pratiqué sous un courant d'eau chaude comme à Aix, c'est que la douche de Bourbonne agit d'une façon complexe d'abord comme massage énergique par le poids de la colonne d'eau, par la thermalité élevée que ne peut donner Aix, et par la minéralisation de l'eau et ses effets magnétiques.

Est-ce à dire que le massage est inutile et qu'il ne doit pas être pratiqué à Bourbonne? loin de là; mais ce n'est qu'un adjuvant à la cure thermale, rien que cela; or malheureusement, on en fait souvent abus, et on lui donne même le pas sur le traitement thermal.

Aujourd'hui le massage est en grande vogue; on l'emploie peut-être même un peu à tort et à travers, d'autant que, neuf fois sur dix, on livre le malade à des gens qui n'ont de masseurs que le titre qu'ils se sont eux-mêmes décerné.

A part quelques exceptions, c'est-à-dire à part

quelques docteurs, savants praticiens qui opèrent eux-mêmes, et pour le plus grand bien de leurs clients, le massage est malheureusement resté dans le domaine du charlatanisme.

Le massage le plus consciencieux, le plus énergique, le plus régulier, le moins coûteux, le plus efficace, quand il est appliqué à propos, est sans conteste celui qu'opère la douche de 10 et de 20 mètres de pression qui constitue la spécialité de Bourbonne, et telle qu'elle n'est appliquée dans aucune autre station.

Veut-on, en effet, simplement réfléchir à ce que représente, sur un membre atrophié, le massage d'une main plus ou moins habile, comparé à celui qu'exerce sur ce même membre la gerbe d'une douche en pomme de 20 mètres de pression ?

La douche est donc un massage puissant, mais qui, en raison même de son énergie, ne doit être employé qu'avec le plus grand discernement.

Bourbonne, disons-nous, a la spécialité de ces douches à forte pression, spécialité consacrée par une longue tradition.

Et pour bien montrer avec quels soins, avec quelles précautions rationnelles, sont administrées les douches de l'Établissement thermal de Bourbonne, nous ne saurions mieux faire que de reproduire ci-dessous l'instruction qui fut rédigée, il y a plus de cinquante ans, par le savant docteur Renard et dont les prescriptions sont rigoureusement appliquées par le personnel des Thermes de notre station :

« La douche est un massage exercé par une colonne d'eau dont la force dépend de la hauteur du réservoir auquel elle est empruntée. Son action est d'autant plus profonde que les parties du corps qui doivent la recevoir ne sont pas contractées et que le malade est dans un état de relâchement des muscles aussi parfait que possible afin qu'ils deviennent dépressibles et que la douche puisse les pénétrer plus ou moins profondément. C'est en vertu de ce principe que le malade la reçoit couché le plus ordinairement. Cette tradition s'est perpétuée à Bourbonne depuis les temps les plus reculés. La douche est ainsi donnée sur un châssis de toile tendue en forme de lit, dont la partie correspondant à la tête peut être plus ou moins relevée par un mécanisme approprié.

« Il est cependant des cas dans lesquels il vaut mieux que le malade reçoive la douche assis : ce sont ceux d'une grande obésité, de tendance du sang vers la tête ou d'une gêne de circulation. Cette dernière position est aussi préférable quand la douche doit être adressée aux muscles de la face, du cou, des parois latérales et antérieures de la poitrine. Il convient aussi, dans ces cas particuliers, qu'elle soit dirigée plutôt d'arrière en avant que dans le sens contraire.

« Quelle que soit la position du malade, la douche doit être promenée dans les conditions d'un va-et-vient continu, d'assez près pour que la direction puisse en être bien suivie. Ce mouvement ne doit pas être précipité.

« Une douche administrée toujours à la même place, quand même cette indication semblerait motivée par le siège plus ou moins circonscrit de l'affection, tel, par exemple, que celui d'une seule articulation malade, pourrait y accumuler l'action vitale au delà d'une juste mesure. Quel que soit le siège du mal,

il convient d'étendre la douche aux parties circon-
voisines, afin d'ajouter ainsi une sorte d'action dé-
rivative à celle qui s'exerce directement sur le point
spécialement affecté.

« Quand la douche est donnée sur un lit, le malade
ne doit être placé directement ni sur le dos, ni sur
le ventre ; il doit être incliné plus ou moins sur un
côté du corps, à un degré suffisant de flexion des
membres, afin d'arriver à l'état de relâchement dé-
sirable. Il peut ainsi exposer alternativement à l'action de la douche le côté gauche et le côté droit,
quand les deux côtés doivent être douchés, y compris les muscles qui accompagnent la colonne vertébrale. »

Telles sont, d'une manière générale, les indications auxquelles le malade doit se prêter pour que
la douche puisse lui être bien administrée ; mais il
faut, d'un autre côté, que le doucheur ait toutes les
facilités nécessaires pour atteindre le malade dans
toutes les positions ; il doit être à côté de celui-ci,
debout, muni d'un long tuyau flexible qui lui per-
mette de porter la douche dans toutes les directions,
de haut en bas, latéralement, par différents angles
d'incidence. Il faut aussi que le doucheur ait sous la
main, suivant les prescriptions du médecin, les tubes
qui doivent être ajustés sur place à chaque tuyau,
tubes de différents diamètres, à un seul ou à plusieurs
jets, jusqu'à l'arrosoir en pluie. Cela est facile, au
moyen du même pas de vis adapté à tous les appareils.

Le règlement de la température se fait également
sur place par le mélange de deux courants : l'un venant d'un réservoir alimenté dans le cours même du
service et donnant l'eau à un degré de chaleur

beaucoup plus élevé que ne le comporterait l'usage de la douche ou du bain, l'autre de la même eau montée la veille et qui a eu le temps de se refroidir. Ces deux courants, gouvernés par des robinets placés sous la main du doucheur, sont ainsi ramenés à un seul, au degré de chaleur voulue. Quant au degré de pression qu'on désire obtenir, chaque compartiment de douche est muni d'appareils correspondant à des réservoirs établis à deux hauteurs différentes dans le coteau du Jardin des Bains.

Quand les malades sont très endoloris, le lit de douche peut être revêtu d'un matelas de crin, protégé lui-même par un tissu imperméable qui l'enveloppe entièrement. Les matelas de ce genre, en usage à Bourbonne depuis une vingtaine d'années, sont peu épais, facilement maniables et piqués de très près comme des coussins de voiture. Il y a aussi des sièges pour les malades qui doivent recevoir la douche assis.

La douche se prend habituellement après le bain. On la prescrit avec de grands avantages dans les accidents consécutifs aux fractures, aux foulures, aux entorses, aux luxations, aux blessures par armes à feu, dans les arthrites traumatiques ou autres, dans les hydarthroses, dans les ankyloses incomplètes, dans l'arthrite plastique ankylosante des grandes et des petites articulations, d'origine rhumatismale ou traumatique ; dans les paralysies anciennes, générales ou partielles, dans les rhumatismes articulaires et musculaires, dans la sciatique, etc.

La douche s'administre en arrosoir, en demi et grand canal et en lance.

Elle est dite locale quand elle est dirigée en jet plus ou moins fin, soit contre une partie déterminée, comme le périnée (douche ascendante), soit dans les cavités naturelles : l'oreille (douche auriculaire), le rectum (douche rectale), le vagin (douche vaginale), etc.

Cette douche spéciale est d'une importance capitale pour le traitement des maladies des femmes.

L'Établissement thermal de Bourbonne possède une installation peut-être unique, permettant d'administrer, au gré du médecin, des douches vaginales variant de dix centimètres à deux mètres de pression et de 40, 45, 50° de thermalité naturelle, et, par conséquent, se pliant à toutes les exigences du traitement rationnel d'organes aussi délicats.

Ici on ne saurait trop s'élever contre la tendance déplorable qu'ont certaines malades à s'administrer elles-mêmes, dans le bain, des douches vaginales au moyen d'injecteurs variés ; ces douches sont toujours inégales comme pression, neuf fois sur dix trop violentes, elles font basculer un organe trop mobile déjà et amènent de nouveaux désordres à la place de la guérison cherchée.

La douche est dite par réflexion ou réverbération, quand, au lieu de frapper directement les tissus, elle est dirigée sur une planche inclinée, de façon à renvoyer l'eau en rosée sur les parties délicates, comme la face, la poitrine, etc. ; souvent cette planche est remplacée par la main du doucheur, qui modère la force du jet en le brisant, de là le nom de douche brisée.

La planche, dont il s'agit, est encore utilisée pour préserver le tronc de l'action de la douche lorsque le malade couché sur le côté, reçoit le jet sur le membre supérieur ; il est indispensable d'éviter que le foie, le cœur et, en général, tous les organes thoraciques et abdominaux, soient trop violemment excités par l'action dynamique de la douche.

La douche doit être un peu plus chaude que le bain qui l'a précédée et il est convenable de la terminer par les pieds, afin d'éviter les maux de tête qui ne sont pas rares après son application ; il est même utile d'augmenter brusquement la chaleur de l'eau dans cette dernière période du traitement.

Si la température du bain doit être constante pendant toute sa durée, excepté pour les rhumatisants, pour la douche, il est utile d'élever progressivement sa chaleur, surtout dans les affections atoniques.

Un dernier mot sur la douche à haute pression de 20 mètres : spécialité de Bourbonne. Cette douche à haute pression semble fasciner le malade, il lui semble qu'elle lui fera d'autant plus de bien qu'elle est plus forte et qu'elle hâtera sa guérison ; il ne veut pas comprendre que, comme tous les remèdes énergiques, cette douche ne doit être appliquée qu'avec circonspection, dans des cas bien déterminés.

Celui dont la cure est dirigée par un médecin se rend encore assez facilement aux raisons que celui-ci lui donne.

Le gratuit ou l'indigent est contraint par l'administration des Thermes de présenter une ordonnance de médecin pour avoir droit à la douche à haute pression.

Pour ces deux catégories de malades, l'abus de la douche à haute pression n'est donc pas à craindre.

Malheureusement, le malade payant qui se soigne lui-même, sans le secours d'un médecin, abuse généralement de la douche à haute pression, et le nombre de ceux qui aggravent ainsi leur état est incalculable.

La douche à haute pression ne devrait jamais être administrée sans l'avis d'un médecin.

Fomentations.

A ces différents modes d'administration des eaux de Bourbonne, il faut ajouter les fomentations, préconisées par Baudry, comme extrêmement utiles dans certaines affections des os et des jointures. Ce moyen trouve son emploi toutes les fois que la gravité des lésions articulaires et osseuses ne pourra permettre l'emploi de la douche *loco dolenti*. Son mode d'application le plus commode et le plus profitable est d'entourer la partie malade d'une compresse ou mieux d'un épais gâteau de charpie, imbibé d'eau minérale ou d'eau mère de Bourbonne plus ou moins étendue d'eau simple et recouvert lui-même d'une toile imperméable.

Les cicatrices récentes, les plaies, les ulcères, les abcès en voie de formation peuvent aussi réclamer l'usage des fomentations.

Les injections sont d'un grand secours dans les foyers purulents, dans les trajets fistuleux, consécutifs aux blessures par armes à feu, ou qui sont du domaine de la diathèse scrofuleuse.

La *pulvérisation* et le *gargarisme* sont employés avec avantage dans les angines de nature scrofuleuse et arthritique.

Boues minérales.

La boue minérale qu'on retire du fond des puisards est souvent employée en topique, comme agent dissolvant et résolutif, dans les raideurs articulaires et dans différentes tumeurs.

Eaux mères obtenues par la concentration des éléments solubles de l'eau thermale de Bourbonne-les-Bains.

Les eaux mères remplacent avantageusement les boues dont il était fait autrefois grand usage à Bourbonne.

Elles sont d'un effet précieux, à la suite des luxations, soit pour combattre les raideurs articulaires, soit pour raffermir les ligaments distendus, dans les dartres squammeuses, pustuleuses, dans les vieux ulcères, dans les entorses, les hygromas, les synovites, les varices, à la suite de coups, de chutes, etc., etc.

On les emploie plus ou moins étendues d'eau en compresses sur la partie malade. Cette application se fait le soir en se couchant et dure jusqu'au lendemain ; on la renouvelle ainsi toute une saison, à moins que l'état de la peau n'y oppose une contradiction par trop manifeste.

Les eaux mères permettent surtout aux personnes dans l'impossibilité de faire une saison à Bourbonne, de prendre à leur domicile des bains se rapprochant autant que possible du bain naturel de Bourbonne ; chaque bouteille d'eau mère représentant la concentration des éléments solubles de 70 litres d'eau thermale, il est facile, avec cette donnée, de reconstituer un bain naturel de Bourbonne.

TARIF DES EAUX MÈRES

Prix de la bouteille : 2 fr. 50 c., en gare de Bourbonne.

Adresser les demandes accompagnées d'un mandat-poste à l'administration de l'Établissement thermal.

Étuves.

Le bain de vapeur constitue aussi un moyen bien énergique dans certains cas, mais il faut en user avec ménagement, et toujours sous la surveillance du médecin traitant. Les vieux rhumatismes, les vieilles sciatiques, la syphilis, s'en trouvent parfaitement bien.

En somme, les *eaux thermales chlorurées sodiques fortes, bromo-iodurées, lithinées et silicatées* de Bourbonne-les-Bains constituent une médication très énergique, excitante, tonique et reconstituante, altérante et résolutive, purgative même au besoin, suivant le *modus faciendi,* ce qui explique suffisamment leurs vertus curatives traditionnelles, dans un grand nombre de maladies dont nous parlerons plus loin.

Il n'est pas rare de voir des malades se plaindre, après quelques jours de traitement, d'insomnie, de courbature, de fièvre même. Ces accidents sont connus sous le nom de *fièvre thermale;* très légère chez les uns, elle acquiert chez d'autres une intensité plus ou moins grande. Elle cède le plus souvent à l'interruption momentanée de la cure. Chez les névropathes et les rhumatisants, l'exaspération du mal et le rappel d'anciennes douleurs depuis longtemps oubliées se voient assez fréquemment. Il n'est pas rare de voir se manifester une éruption cutanée, réapparaître des éruptions disparues depuis longtemps, d'autres, indécises, se prononcer davantage et venir ainsi en aide au diagnostic. Ces accidents ne présentent jamais rien de grave, on les considère plutôt même comme étant de bon augure et présageant une cure heureuse.

AFFECTIONS TRAITÉES A BOURBONNE

Les eaux de Bourbonne ne sont pas une panacée universelle et nous n'avons pas la prétention de leur faire guérir toutes les maladies; au contraire, nous entendons bien spécialiser les affections dans lesquelles leur action est bienfaisante.

Ces affections peuvent se ramener à quatre grands groupes.

I

Maladies diathésiques ou constitutionnelles, comprenant :

Le rhumatisme sous toutes ses formes.

La goutte et plus spécialement la goutte chronique.

Le diabète.

Le lymphatisme et la scrofulose avec leur cortège d'ulcères, de dartres, de plaies, de tumeurs, de carie des os, etc.

Les cachexies goutteuse, diabétique, albuminurique.

Les empoisonnements par la syphilis, par les fièvres paludéennes, par le plomb, par le cuivre, etc.

Toutes maladies ayant pour résultat final la faiblesse congénitale et acquise, la déchéance physique de l'individu.

II

Les maladies des femmes :

Les vaginites, la leucorrhée, les métrites, les salpingites, les adhérences pelvi-péritonéales, les fibromes utérins, les phlébites.

III

Les maladies des centres ou cordons nerveux :
Hémiplégies, paraplégies, paralysies locales, para-
lysies spinales de l'enfance.
L'ataxie locomotrice.
Les névralgies sciatique, faciale, intercostale, etc.
La neürasthénie.

IV

Les maladies chirurgicales :
Foulures, entorses, luxations, fractures, arthrites
traumatiques.
Hydartroses.
Atrophies musculaires.
Ankyloses.
Congélations.
Rétractions musculaires ou tendineuses.
Blessures par armes à feu.

Faiblesse congénitale et acquise.
Déchéance physique.

Les eaux de Bourbonne, on ne saurait trop le ré-
péter, sont surtout des eaux *fortifiantes,* et aucune
des formes de la faiblesse, depuis celle de l'âge infantile jusqu'à celle de l'âge sénile, même en dehors
de toute maladie, n'échappe à leur action reconstituante, mais elles sont surtout propres :
Au *lymphatisme exagéré,* depuis ses manifestations
les plus bénignes extrêmement fréquentes (gourmes,
glandes engorgées), jusqu'aux accidents scrofuleux

et à l'infection baccillaire qui, facilement implantée sur ce terrain, donne naissance à la tuberculose ;

A l'*atonie digestive,* se manifestant par de l'anorexie, de la dyspepsie, de la constipation, de la diarrhée chronique (cette cause de dénutrition qui complique un grand nombre d'états morbides à tous les âges, est victorieusement combattue par le traitement de Bourbonne) ;

A l'*anémie* et à la *chloro-anémie ;* à la *convalescence,* en particulier à celle des maladies *infectieuses ;*

Aux *cachexies* (diabétique, albuminurique, syphilitique) ; aux *intoxications* paludéenne, plombique, etc.

Le *lymphatique* a les cheveux blonds ou roux plutôt que noirs, la peau blanche, souvent d'une finesse et d'une transparence exquises, avec un incarnat qui donne à certaines jeunes filles une beauté exceptionnelle. Le lymphatisme s'annonce dans la première enfance par de l'impétigo, des gourmes et gales de lait, plus tard par des engelures, les conjonctives deviennent rosées, les yeux chassieux, les paupières collées le matin, les cils rares, le nez gros, l'enchifrènement facile. Les lèvres sont fortes et pâles, les dents superbes mais friables, les articulations grosses, les membres ronds sans reliefs, les muscles flasques et incapables d'un effort soutenu. Si, à ce portrait, s'ajoute l'engorgement des ganglions du cou, si une des manifestations que nous avons dites se prépare, médecins n'hésitez plus, envoyez à Bourbonne.

Les eaux chlorurées fortes, dont Bourbonne est la plus haute acception, agiront toutes efficacement contre le lymphatisme en activant la nutrition, en augmentant le mouvement d'assimilation et de désassimilation qui s'effectue en quelque sorte à chaque

seconde dans chaque molécule du corps. Leur action
tonique et excitante générale se développera dans
toute son étendue si on prend le soin de recommander
un traitement thermal prolongé, une alimentation
choisie et des exercices réglementés.

La cure du *diabète* à Bourbonne mérite une men-
tion spéciale à cause de l'importance toujours crois-
sante qu'elle y prend chaque année. Sous l'influence
de l'eau de Bourbonne en boisson, le sucre, surtout
dans le diabète goutteux, diminue dans la proportion du quart à la moitié et, dans certains cas, les
forces reviennent assez vite. Cet heureux effet est
probablement dû à l'action digestive des eaux de
Bourbonne suivant le point de vue de M. le professeur Bouchard qui considère le diabète comme une
perversion de la nutrition.

La *faiblesse nerveuse,* conséquence si commune de
la névropathie et surtout observée maintenant sous
le nom de *neurasthénie,* se trouve très bien de Bourbonne.

Rhumatisme.

Près de la moitié de la clientèle de Bourbonne est
due aux rhumatisants, et Bourbonne mérite le nom de
capitale des eaux antirhumatismales qui lui a été souvent donné.

Elle doit cette réputation à l'action tonique et reconstituante de ses eaux, car le rhumatisme est, à
n'en pas douter, une maladie d'affaiblissement. C'est
de là qu'est venue l'indication spéciale de Bourbonne
dans le rhumatisme établi sur un fond scrofuleux,
la scrofulose étant une des formes les plus marquées
de la débilité héréditaire ; mais *a fortiori* l'action

tonifiante de Bourbonne triomphe des cas de débilité moindre ayant donné lieu également à l'éclosion du rhumatisme.

On traite avec succès à Bourbonne la *convalescence du rhumatisme aigu ou subaigu* (surtout dans les cas d'œdème, consécutif à une phlébite, de raideur articulaire, de cachexie rhumatismale), toutes les formes du *rhumatisme chronique*, articulaire (arthrite sèche, épanchements synoviaux, laxité ligamenteuse), musculaire, tendineux, le *rhumatisme nerveux, spinal.*

Le *rhumatisme goutteux* a été de tout temps traité à Bourbonne, surtout dans sa forme torpide. On est conduit par de véritables succès à y traiter chaque jour davantage la goutte franche, la *goutte aiguë articulaire,* non pas précisément dans le cours d'un accès, mais en craignant moins qu'autrefois qu'il se présente un accès, qu'un traitement bien conduit arrive d'ailleurs presque toujours à éviter.

D'après les expériences de MM. Boutarel et Habert, sous l'influence de l'eau de Bourbonne, administrée en boisson à doses progressives jusqu'à un litre, l'acide urique décroît d'une façon notable et paraît se transformer en urée. C'est là une des causes de l'efficacité de la cure de Bourbonne pour le traitement de la goutte.

Observations notées par M. Habert sur l'action de l'eau thermale de Bourbonne-les-Bains en boisson dans le diabète goutteux ou mieux arthritique.

OBSERVATION I. — Le sucre a diminué de 14 grammes en 24 heures chez un diabétique goutteux, après 21 jours de traitement et 250 grammes d'eau en boisson journalière.

OBSERVATION II. — Après 5 jours d'usage d'un demi-litre d'eau, le sucre (21^{gr},65 par 24 heures) a disparu complètement.

OBSERVATION III. — Le sucre a diminué de 18 grammes après 17 jours de boisson progressive.

OBSERVATION IV. — L'urine renferme 212^{gr},83 de glucose en 24 heures, le 20 août 1888; l'eau ingérée a été progressivement de 25 centilitres à 1 litre; le 31 août, 11 jours après, l'analyse ne révèle que 97^{gr},78 de sucre.

Le sucre diminue dans la proportion du quart à la moitié et, dans certains cas, disparaît même complètement; les forces reviennent vite. Doit-on attribuer cette diminution au changement d'air, de nourriture, de genre de vie ? Il est possible que ces facteurs puissent être mis en cause, mais il est certain que l'eau a elle-même une influence très marquée, car je pourrais citer plusieurs diabétiques habitant la station depuis longtemps, et pour lesquels on ne peut invoquer le changement de climat, de vie ou de nourriture.

Chez l'un d'eux, suivant un régime alimentaire mixte, qui ne buvait le matin qu'un seul verre d'eau de 25 centilitres, le sucre a subi en 10 jours une diminution de 16^{gr},644 et le chiffre de l'urée, de 18^{gr},830 au début, est remonté à la quantité normale de 32^{gr},025 par 24 heures.

Chez une femme diabétique habitant Bourbonne depuis plusieurs années, l'analyse de l'urine donnait, le 10 août 1890, les résultats suivants :

Densité 1038, déviation saccharimétrique 31° correspondant à 75^{gr},702 de sucre par litre; le volume d'urine émis en 24 heures était de 2 litres et demi.

Cette malade buvait chaque matin 1 litre d'eau thermale. L'analyse du 27 août a donné :

Densité 1052, déviation 6°, soit : 14^{gr},652 de sucre par litre. Le volume d'urine des 24 heures était sensiblement le même que lors de la première analyse. En 17 jours le sucre a baissé de 61^{gr},05 par litre et de 152^{gr},625 par 24 heures.

Enfin, un diabétique arthritique, ayant toujours habité la station, a vu, dans l'espace d'une saison, et sous l'influence d'un litre d'eau en boisson quotidienne, le sucre diminuer de 25^{gr},03.

Les diabétiques gras retirent généralement un grand avantage du traitement de Vichy, Vals, etc., mais les eaux alcalines fortes sont impuissantes dans les cas de diabète maigre, et c'est alors que les eaux reconstituantes doivent être employées.

Aussi, rangeons-nous dans la catégorie des malades à envoyer dans notre station : les *diabétiques maigres, arthritiques, anémiques* et *lymphatiques*.

La présence de la lithine en quantité considérable (88 milligrammes par litre de chlorure de lithium) est, aussi, propre à expliquer les succès de Bourbonne, par rapport à la lithiase urique et à la goutte.

Si l'on ajoute à cela que l'écueil le plus grave des goutteux est leur affaiblissement progressif, on comprendra quel intérêt il y a à faire suivre aux goutteux une cure reconstituante, consistant surtout en boisson et en bains, plutôt que de les exposer aux inconvénients des cures déprimantes comme celles qui ont l'eau alcaline ou des quantités considérables d'eau bicarbonatée calcique et magnésienne comme principal agent.

Affections cardiaques.

Les médecins de Bourbonne ont soigné de tout temps des rhumatisants atteints de lésions cardiaques, et par une direction habile aidée d'une surveillance continuelle, ils obtenaient pour ces malades un résultat favorable.

Depuis quelques années, le traitement des affections du cœur par certaines eaux minérales prend de plus en plus d'importance, et les résultats obtenus en font un traitement de choix. La cure hydro-minérale se complète par un régime alimentaire, par des massages et des exercices musculaires spéciaux. Elle est surtout favorable aux personnes qui ne présentent encore que des troubles de circulation, soit du ralentissement dans le système veineux, soit de l'hypertension artérielle ; elle rend encore des services très appréciables à ceux qui présentent des lésions cardiaques plus graves. Il importe toutefois que la période d'asystolie ne soit pas établie.

L'eau de Bourbonne, par sa thermalité et par sa composition chimique, offre toutes les conditions requises pour le traitement des cardiopathies.

Elle produit une révulsion que l'on peut graduer et qui favorise la circulation périphérique au profit de la circulation centrale. Elle est résolutive, diurétique et même laxative.

Maladies des femmes.

Il y a bien longtemps que les femmes souffrantes venaient à Bourbonne chercher un soulagement à leurs misères. Déjà en 1570, Hubert Jacob, parlant

de ses eaux, écrivait : « Elles sont singulières à la rétention des humeurs utérines, vieux ulcères, squirres
de la matrice, relaxation de ses ligaments, stérilité,
avortements, suffocations et autres incommodités. »
Pour une époque où la gynécologie était inconnue,
ce n'était déjà pas si mal observé, ni si mal écrit, et
il serait peut-être difficile de mieux dire. Un peu
plus tard, Thibault recommandait les eaux de Bourbonne expressément contre « la rétention invétérée
des mois ». Jean le Bon, à la même époque, disait :
« La conception s'y trouve de femmes stériles. »
Dans ces temps reculés, il a fallu que l'attention des
observateurs fût vivement sollicitée par les faits pour
qu'ils aient ainsi remarqué et décrit l'influence des
eaux de Bourbonne sur l'appareil génital de la
femme. Plus récemment, vers 1820, Ballard vante
leur efficacité dans les catarrhes chroniques des voies
génitales ; il insiste avec persistance sur la leucorrhée
ou flueurs blanches, « circonstances, dit-il, qui souvent entraînent la stérilité ». Et après avoir parlé des
affections utérines, il ajoute : « Dans tous ces cas
que nous ne faisons qu'annoter succinctement, il est
incroyable avec quel succès agissent les eaux de
Bourbonne. »

Un instant délaissée pour des stations alors à la
mode, Bourbonne, grâce à l'efficacité puissante et
partout reconnue de ses eaux, a bien vite retrouvé sa
clientèle féminine et aujourd'hui, les plus éminents
accoucheurs, les gynécologues les plus distingués en
indiquent avec confiance le chemin à leurs malades.

Dans le domaine obstétrical, ils envoient à Bourbonne les femmes chez lesquelles la parturition a
laissé des traces malheureuses : *névrites, sciatiques,
névralgies, arthrites des symphyses* du bassin, accidents

consécutifs parfois à une grossesse, à un accouchement normal, le plus souvent, résultat d'application de forceps défectueuses ou d'une autre opération, telle que la symphyséotomie, etc. Femmes atteintes de *phlébite,* convalescentes d'*hémorrhagies graves* et de *fièvre puerpérale,* de suites de couches pathologiques, y recouvrent bientôt leurs forces et leur vigueur, car la principale vertu des eaux est qu'elles sont reconstituantes.

Au point de vue gynécologique, les cures sont loin d'être rares à Bourbonne. Combien n'a-t-on pas vu de *jeunes filles non réglées,* chétives, souffreteuses, devenir grandes filles sous la douche même, et bientôt disparaissaient tous les phénomènes morbides qui accompagnent d'habitude cette anomalie. Il n'est pas de médecin qui n'enregistre tous les ans plusieurs cas de ce genre. Les *dysménorrhéiques* y trouvent également un soulagement : sous l'influence du traitement par les eaux chlorurées sodiques, les époques se régularisent, les douleurs diminuent et finissent par disparaître. Les *vulvites* et *leucorrhées* des petites filles, à constitution délicate, y sont rapidement guéries. En ce qui concerne la période active de la vie génitale de la femme, rappelons seulement que le professeur Robin qui a spécialement étudié cette question, recommande les eaux chlorurées sodiques, essentiellement dans les *métrites chroniques* et les *fibrômes utérins* non ou peu hémorrhagiques. Elles sont aussi efficaces et plus peut-être, dans les *métrites catarrhales* chez des femmes strumeuses ou lymphatiques, dans les vieilles *salpingites,* périsalpingites, *périmétrites,* dont les adhérences sont la cause si fréquente de phénomènes douloureux, dans les *névralgies pelviennes* de source inconnue ou consécutives à des opérations abdominales, ce qui n'est pas rare.

Il est une autre catégorie de maladies pour lesquelles les eaux de Bourbonne sont tout spécialement indiquées, ce sont *les troubles de la ménopause.* A ce moment, les femmes voient souvent survenir des *douleurs névralgiques,* sans siège déterminé, apparaissant brusquement dans les reins, dans la tête, l'estomac, l'intestin ; le rhumatisme, latent jusqu'à ce moment, se manifeste sous ses différentes formes, les femmes sont en proie à une surexcitabilité, un nervosisme inquiétant qui en font de vraies neurasthéniques. D'autres fois, les *phénomènes congestifs* dominent la scène ; souvent à cette époque, les femmes deviennent chlorotiques, d'autres fois, elles sont atteintes de cardiopathies, de tendance aux hémorrhagies, aux congestions cérébrales, elles ont du vertige et, fréquemment, des congestions apparaissent du côté des organes du petit bassin. On obtient dans ces cas des résultats vraiment surprenants.

Paralysies d'origine cérébrale ou spinale.

L'*hémiplégie, consécutive à l'hémorrhagie cérébrale,* a droit au traitement de Bourbonne, dès que la lésion primitive a franchi toutes les périodes du travail inflammatoire et y voit s'accélérer notablement le retour du mouvement et du sentiment dans le côté paralysé.

Parmi les *paralysies spinales,* toutes les *paraplégies,* de causes si nombreuses et si variées, sont guéries ou amendées sérieusement à Bourbonne, quand elles ne sont pas dues à une lésion médullaire irréparable. Même dans ce cas, elles en éprouvent quelque bien.

Ainsi le *tabes simple* ou *spasmodique,* l'*ataxie locomotrice progressive,* dont nous voyons tous les ans des cas nombreux, y gagnent des forces, de la correction dans la démarche. Les douleurs fulgurantes de l'ataxie y disparaissent quelquefois comme par enchantement. Bourbonne a réussi plusieurs fois à enrayer pour un temps cette affection d'un pronostic presque inéluctable qu'on appelle l'*atrophie musculaire progressive.* Quant aux paralysies localisées du *deltoïde,* du *grand dentelé,* nous avons guéri celles dans lesquelles la fibre musculaire n'était pas complètement envahie par la dégénérescence graisseuse et restauré les mouvements là même où il ne restait plus qu'un certain nombre de faisceaux musculaires intacts.

Le traitement des paralysies d'origine cérébrale ou médullaire par les eaux de Bourbonne rencontre un scepticisme invétéré dans un grand nombre d'esprits Beaucoup ne voient dans cette prétention à vouloir. améliorer cette catégorie d'infirmes, qu'un excès de réclame.

Par contre, ce sont les faits qui frappent le plus la population ; et il n'est pas un habitant de la localité qui ne raconte nombre de guérisons ou d'améliorations extraordinaires, qu'il a vues se produire chez des paralytiques.

Quelle peut donc être l'action du traitement thermal sur les paralysies ? C'est en excitant les terminaisons nerveuses de la périphérie, par le bain et par la douche, que l'on réveille la vitalité des cellules centrales, dont les fonctions se trouvent suspendues.

Mais, direz-vous, si les cellules ont été détruites, ce qui malheureusement est trop fréquent, peut-on encore compter sur la douche pour reconstituer des centres nerveux annihilés ? — Évidemment, l'eau de

Bourbonne n'a pas ce privilège; mais le traitement ne cesse pas d'être favorable. Outre qu'il tonifie ces malades en général très déprimés, il atténue encore la paralysie par un phénomène de suppléance qui est habituel à l'organisme.

Quand le chirurgien a lié l'artère principale d'un membre, la circulation, tout d'abord très compromise, se développe de plus en plus dans les petites artères collatérales et anastomotiques au point que, quelques mois après, la nutrition du membre est rétablie, et que rien ne laisse soupçonner l'importance de la lésion.

De même, par les anastomoses nerveuses, on comprend qu'une région paralysée puisse emprunter aux zones voisines un peu de cette énergie nerveuse qui lui a été enlevée. L'équilibre fonctionnel ne se fera pas, bien entendu, comme dans le système artériel : mais dans ces cas de paralysies, toute amélioration, même légère, est bien accueillie par les malades.

Névralgies.

Les névralgies et surtout les sciatiques abondent à Bourbonne, dont les eaux très chaudes conviennent parfaitement pour le but qu'on se propose dans le traitement de ces douloureuses affections.

Affections chirurgicales.

Les accidents consécutifs aux *fractures*, aux *luxations*, aux *entorses*, aux *blessures par armes à feu*, aux *arthrites traumatiques*, tels que l'empâtement, la raideur, la douleur et la gêne dans les mouvements des jointures, les cicatrices, les rétractions musculaires et tendineuses, les atrophies, les ankyloses, les hydarthroses, etc... C'est ici le triomphe de Bourbonne. « Je ne veux obmettre, dit Jean le Bon, comme les coups, contusions, les cicatrices, les vulneres et playes, soyent d'espée, baston, pierre ou balle ou autre chose s'y trouvent bien, et comme les mouvements perdus s'y recouvrent braument et incroyablement, comme j'ay veu. »

L'hôpital militaire a été fondé surtout pour ces maladies, également très communes à l'établissement civil. On peut dire avec raison que le plus grand nombre des médecins regardent les eaux de Bourbonne comme spécifiques contre les accidents qui résultent des traumatismes.

Maladies infantiles.

Le Dr de Saint-Germain, chirurgien de l'hôpital des Enfants-Malades, a dit :

« On ne sait pas assez, en dehors de la médecine et de la chirurgie des enfants, tous les inconvénients qu'ont pour les petits malades les bains de mer, où la mode pousse leurs parents à les conduire pour y chercher la force et la santé. Rien ne peut ôter de l'esprit des parents cette pensée que plus les enfants pataugeront dans l'eau salée, pieds nus, jambes nues, sans être essuyés, plus ils prendront de forces. Or, c'est là un des points par où le froid les menace, d'autant plus sûrement, quand ils sont lésés dans quelque articulation et gênés dans leurs mouvements. De là, des paralysies infantiles, sévissant dans les mêmes circonstances sur un assez grand nombre d'enfants pour prendre les proportions d'une véritable épidémie, remarquée et rapportée à sa véritable cause par des observateurs compétents, puis des bronchites, que l'agitation de l'atmosphère rend invariablement spasmodiques, coqueluchantes. J'ai eu recours au bain de mer chauffé pour éviter quelques-uns de ces inconvénients, mais alors l'excitation a pris une telle proportion que, pour en donner à courir les risques, j'ai dû être décidé par des accidents extrêmement graves. Je n'ai jamais rencontré les mêmes inconvénients dans les eaux salées fortes, surtout dans celles qui se tiennent à une bonne moyenne de salure, bien inférieure à celle de la mer (un peu moins d'un quart), comme celles de *Bourbonne-les-Bains. Ces dernières conviennent et suffisent aux lymphatico-nerveux, dont le type est heureusement beaucoup plus fréquent chez les enfants, surtout des classes aisées, que le type strumeux confirmé. Je puis dire, après avoir fait un usage prolongé et étendu de ces eaux pour ma jeune clientèle, qu'elles m'ont rendu les mêmes services que la mer sans produire aucun de ses inconvénients.* »

Le Dr Jules Simon a constaté des faits de même nature et s'exprime avec la même force :

« Dès que vous verrez, dit-il, se manifester certains symptômes d'excitabilité cérébrale, il faudra s'appliquer à supprimer toutes les causes accidentelles d'excitation, *le bord de la mer et, à plus forte raison, les bains de mer sont formellement interdits.*

« Les enfants irritables tombent dans des colères et des convulsions fréquentes et *j'en ai vu quelques-uns paraître s'avancer plus rapidement vers la méningite sous cette influence.* »

Et ailleurs : « Quand les enfants scrofuleux sont atteints de *manifestations douloureuses* des nerfs, des os, des jointures, quand ils sont sujets à des affections et à *des lésions rhumatismales,* je conseille alors

avec une insistance particulière les eaux de Bourbonne-les-Bains... Quand je vous parlerai du *rhumatisme chronique, chez les enfants* SCROFULEUX OU NON,
je vous vanterai encore les eaux de cette station
thermale. »

« Tous les ans, dit encore M. Jules Simon, j'en-
voie à Bourbonne un assez grand nombre d'enfants,
atteints à la fois de rhumatisme et de scrofule : les
premiers parce qu'ils ne peuvent supporter le bord
de la mer, les autres pour recueillir les bienfaits
d'une eau thermale, et jamais, je dois le dire, je n'ai
constaté une excitation préjudiciable. *L'influence des
eaux a toujours été favorable,* à des degrés divers, bien
entendu. »

« Parmi les faits les plus probants, je pourrais vous
citer des observations d'*arthrites sous-occipitales,* de
torticolis encore douloureux, d'*hydarthrose,* de *raideur
articulaire,* contre lesquels les eaux de Bourbonne
ont merveilleusement exercé *leurs propriétés à la fois
toniques et antirhumatismales.* »

« Vous trouverez dans les eaux chlorurées fortes
de *Salins* (Jura), de *Salins-les-Moutiers* (Savoie), de
Salies-de-Béarn (Basses-Pyrénées), à peu près les
mêmes ressources. *Je dis à peu près, car l'eau de ces
stations, plus forte en chlorure, ne jouit pas de la température élevée de Bourbonne.* »

Les nombreuses cures infantiles de Bourbonne
comprennent des observations de *mal de Pott :* guérison après la première période et même dans la période de destruction, avec abcès par congestion ; de
coxalgie au premier degré : guérison ; *au deuxième
degré,* amélioration considérable ; de *synovite fon-
gueuse du genou ;* d'ostéopériostite de la main, du cou
de pied, etc.

Il y a, chaque année, des cures infantiles remarquables. Citons une *roideur articulaire guérie, après luxation du coude et fracture des trois os ;* une *fracture de cuisse guérie sans raccourcissement,* à la suite d'une opération secondaire, très heureusement pratiquée par le Dr L.-A. de Saint-Germain.

Il s'est présenté beaucoup de cas de *paralysie atrophique (paralysie infantile)* sur lesquels le traitement de Bourbonne a produit invariablement : le réchauffement, le réveil de la nutrition, de la croissance dans le membre paralysé ; des *contractures* ont été également modifiées, suivant l'état des muscles et l'âge de la lésion. Quelquefois même ces résultats ont dépassé les prévisions les plus optimistes. C'est ainsi que M. de Saint-Germain relate le cas d'un enfant vigoureux qui s'était mis à boiter subitement et sur lequel il avait constaté un raccourcissement de deux centimètres et demi du membre inférieur malade et un *décroît* marqué du pied. Après deux saisons à Bourbonne, le raccourcissement était réduit à un petit centimètre et l'enfant ne boitait plus.

Cures orthopédiques.

Des succès remarquables ont été obtenus dans les *déviations de la colonne vertébrale* chez les jeunes sujets, par le bain et la douche de Bourbonne associés au massage, à l'électricité, à la kinésithérapie.

Les mêmes moyens ont donné des résultats très appréciables dans les *luxations coxo-fémorales congénitales,* et dans l'*atrophie des muscles pelvi-trochantériens* qui leur ressemble, et dans la *paralysie pseudo-hypertrophique* des enfants et des adolescents.

EAU D'AIGREMONT

PRÈS BOURBONNE-LES-BAINS

SOURCE BAYARD

Sulfatée calcique — Magnésienne et Ferrugineuse.

(Autorisée par arrêté ministériel du 5 mai 1885.)

La seule source froide de Bourbonne et de ses environs qui soit approuvée par l'Académie de médecine (approbation du 1er mai 1885).

Cette eau, la rivale de celles plus célèbres de Contrexéville, Vittel, Martigny, est prescrite dans les affections des voies urinaires ; sa minéralisation ferrugineuse l'a fait employer, de temps immémorial, avec succès contre l'anémie, les scrofules, les leuchorrée.

Les maladies de cet ordre, traitées à Bourbonne, y obtiennent les résultats les plus avantageux, en associant l'eau ferrugineuse d'Aigremont à l'eau de Bourbonne et au traitement thermal.

Pour permettre aux baigneurs fréquentant Bourbonne de pouvoir profiter des bienfaits de cette eau remarquable, la Société des Thermes a installé dans le parc de l'établissement un kiosque où cette eau est mise à la disposition des buveurs moyennant le prix très modéré de cinq centimes le verre.

La source Bayard

jaillit sur la rive gauche de l'Apance, dans une vallée aussi pittoresque que salubre, à quelques kilomètres de Bourbonne, en avant du village de Larivaire, au pied d'Aigremont.

Elle est froide, d'une transparence et d'une limpidité parfaites.

Sa saveur est agréable, avec un arrière-goût légèrement atramentaire.

Sa température invariable est de 11° centigrades.

Son débit est considérable : 120,000 litres en 24 heures.

Une particularité qui frappe toute personne qui visite la source Bayard, c'est qu'elle jaillit au sommet d'un monticule d'une île formée par l'Apance, à trois mètres environ au-dessus du niveau des eaux les plus hautes de cette rivière qui l'entoure de toutes parts.

Cette situation, au moins remarquable, de la source prouve qu'elle jaillit en ligne droite du fond à la surface et qu'elle n'a aucune communication suspecte avec les eaux étrangères qui l'environnent puisqu'elle émerge à une hauteur relativement considérable au-dessus du niveau de celles-ci.

Combien d'eaux minérales peuvent donner au malade ou au client cette assurance absolue de pureté d'origine ?

Ajoutons, pendant que nous traitons ce sujet aigu de l'aseptie absolue de l'eau de la source Bayard, que le captage de celle-ci a été fait par le service des mines, sous la haute direction de M. l'ingénieur en chef Moissenet ; que l'embouteillage se fait d'une manière méticuleusement scientifique ; les bouteilles sont préalablement stérilisées, et l'eau, malgré sa pureté native, n'y est introduite que soigneusement filtrée ?

Nous le demandons à tout spécialiste sincère, combien d'eaux minérales peuvent donner une telle certitude de pureté ?

Sa réputation n'est plus à faire. Depuis un temps immémorial, les habitants du pays en font un usage constant dans les maladies du foie et des voies urinaires, dans l'anémie, la chlorose, dans les maladies de l'estomac. Les médecins des environs la prescrivent tous les jours à leurs malades. Les jeunes filles qui ne se forment pas assez vite, les hommes qui souffrent de la vessie y vont boire avec succès.

Carrère la cite dans son *catalogue des eaux minérales célèbres,* publié en 1785 ; le docteur Le Molt, ancien inspecteur des eaux de Bourbonne, et le docteur Magnin, en ont parlé dans leurs ouvrages ; MM. Cabrol, Causard et Bougard s'en sont occupés à plusieurs reprises.

La provenance géologique et l'analyse qui en a été faite d'abord par M. Carnot, à l'École des mines de Paris, et ensuite par M. Hardy, au laboratoire de l'Académie de médecine, nous autorisent à la considérer comme faisant partie du groupe géologique et hydrologique de Martigny-les-Bains, Contrexéville, Vittel, et jouissant comme telle des mêmes propriétés thérapeutiques. En effet, comme l'a dit très bien le docteur Durand-Fardel qui fait autorité en la matière : « Les eaux minérales d'une composition analogue possèdent des propriétés thérapeutiques analogues, et la présence de certains principes dans une eau minérale quelconque suffit

pour lui assigner des applications en rapport avec la
nature de ces mêmes principes. »

Le tableau comparatif ci-dessous permet de juger
facilement les nuances des différentes sources minérales froides de la région de l'Est, appartenant au
même groupe géologique.

**Tableau comparatif de la composition des eaux minérales
froides des principales stations de l'Est.**

DÉSIGNATION des sources ou stations.	MINÉRALISATION totale.	SULFATE de chaux.	SULFATE de soude et de magnésie.	BICARBONATE de chaux et de magnésie.	FER.
Source Bayard	2.5909	1,C028	0,5426	0,4088	0,008 peroxyde.
Contrexéville .	2,384	1,165	0,266	0,437	0,007 bicarbon.
Vittel.	1,1940	0,6039	0,239	0.289	0,002 bicarbon.
Martigny . . .	2,596	1,420	0,560	0,526	0,099 bicarbon.

Nous y voyons en effet : 1° que l'eau de la source
Bayard, moins minéralisée que celle de Martigny,
l'est plus que celle de Contrexéville et surtout que
celle de Vittel ; 2° qu'elle est la plus riche en sulfate
de chaux ; 3° qu'elle se classe après Martigny pour
les sulfates de soude et de magnésie ; 4° qu'elle arrive après Contrexéville pour les bicarbonates ;
5° qu'elle est supérieure à toutes les autres pour la proportion de fer qui est de 8 milligrammes à l'état
de peroxyde ; aussi, jusqu'à présent, a-t-elle été ran-
gée plutôt parmi les eaux ferrugineuses proprement

dites que parmi les sulfatées calciques et employée plus particulièrement dans l'anémie et la chlorose.

Quoique le fer y soit à dose relativement minime, la source Bayard possède en effet les qualités les plus essentielles des eaux ferrugineuses, sans en avoir les inconvénients ; la proportion du fer y étant suffisante pour faire face à toutes les nécessités thérapeutiques et trop faible pour agir sur l'intestin à la manière des astringents et provoquer des constipations opiniâtres.

En somme, l'eau de la source Bayard, d'après la tradition et nos observations personnelles, est *tonique, reconstituante et légèrement laxative,* lorsqu'elle est employée à la dose de 4 à 6 verres dans la matinée et à jeun, et comme telle elle convient aux convalescents, aux anémiques, aux chlorotiques et à tous ceux qui ont besoin d'une médication analytique.

Son action élective sur les voies biliaires et les voies urinaires ne le cède en rien à celle qu'on observe chez ses aînées, aussi les congestions du foie, la goutte, la gravelle, le catarrhe vésical s'en trouvent-ils fort bien ; on peut alors en boire 8 et 10 verres.

Quoiqu'elle renferme moins de sels ferrugineux que certaines sources de la même classe, l'eau de la source Bayard, en raison de la dissolution parfaite de ses principes minéralisateurs, jouit de propriétés très efficaces qu'on peut mettre à profit dans tous les cas qui réclament l'usage des toniques légers et particulièrement des préparations martiales. C'est ainsi qu'on les prescrit avec succès contre l'anémie, les scrofules, les leucorrhées, l'atonie du canal gastro-intestinal, la dyspepsie ; particulièrement contre les affections des voies urinaires, les cystites chroniques et la gravelle, dont elle favorise l'expulsion. Dans ce cas, comme dans la plupart des autres, on obtient les résultats les plus avantageux en l'associant à l'eau de Bourbonne et au traitement thermal ; nous en cite-rons seulement

Deux exemples :

M. P..., négociant à B..., âgé de trente-neuf ans, d'un tempérament sanguin, lymphatique, éprouvait depuis quel-ques années des envies fréquentes et douloureuses d'uriner. L'urine était trouble et laissait déposer une matière muqueuse, plus ou moins sanguinolente, et paraissant être de nature purulente. Il prit à Bourbonne, pendant deux saisons, des bains coupés d'eau commune, et but l'eau de la source Bayard pendant le même temps ; après un traitement de six semaines, M. P... était parfaite-ment rétabli.

L'illustre chirurgien Dubois, étant atteint d'une cys-tite chronique, par suite de l'opération de la litholritie, vint à Bourbonne, en 1831, et but avec succès, d'après les conseils de son ami, M. le docteur Therrin, l'eau ferrugineuse de la source Bayard, dont il continua l'usage quelque temps après son retour à Paris.

Très diurétique, légèrement laxative, tonique et reconstituante, cette eau s'administre en boisson à la dose d'un demi-litre à trois litres par jour à jeun, pendant les repas ou dans la soirée. Les personnes apoplectiques doivent s'en abstenir ; il faut aussi évi-ter d'en faire usage dans les paralysies suite de conges-tion et toutes les fois qu'il existe une hyperémie gé-nérale ou locale.

Composition d'après l'analyse faite au laboratoire de l'École des mines, sous la direction de M. l'ingénieur en chef Carnot.

Acide carbonique { libre	. . . .	absence
des bicarbonates.	. . . .	0,2528
des carbonates neutres	. . . .	»
Acide chlorhydrique	. . . .	0,0076
Acide sulfurique	. . . .	1,2977
Silice.	. . . .	0,0185
Protoxyde de fer.	. . . .	0,0040
Chaux	. . . .	0,8146
Magnésie	. . . .	0,1621
Potasse	. . . .	traces
Soude	. . . .	0,0357
Matières organiques	. . . .	0,0020
Total	. . . .	2,5928

Acide carbonique libre	. . . . absence
Silice.	 0,0185
Bicarbonate de chaux.	 0,3974
— de magnésie	 0,0114
— de protoxyde de fer	 0,0040
Chlorure de potassium	. . . . traces
— de sodium	 0,0122
Sulfate de soude	 0,0671
— de chaux.	 1,6028
— de magnésie	 0,4755
Matières organiques	 0,0020
Total	 2,5909

(**Extrait du rapport fait à l'Académie de médecine, au nom de la Commission des eaux minérales, par M. Bouchardat, rapporteur, dans la séance du 1er mai 1885.**)

L'analyse de l'École des mines, répétée dans le laboratoire de l'Académie, a donné des chiffres concordants, **sauf pour le fer qui a été trouvé de 8 milligrammes à l'état de peroxyde.**

L'Académie émet en conséquence un avis favorable pour que l'exploitation de la source soit autorisée.

Le 8 mai 1885, un arrêté ministériel autorisait son exploitation.

Prix de la caisse de 25 bouteilles (emballage compris):
15 fr.

Prix de la caisse de 50 bouteilles (emballage compris):
27 fr. 50 c,

Le tout livré en gare de Bourbonne-les-Bains.
Les demandes, accompagnées d'un mandat-poste, doivent être adressées à l'administration de l'Établissement thermal.

Prix spéciaux pour MM. les pharmaciens.

———

RENSEIGNEMENTS GÉNÉRAUX

THERMES CIVILS

Les Thermes civils de Bourbonne appartiennent à l'État qui les a concédés à une compagnie fermière. Leur installation balnéaire est luxueuse, puissante, sans rivale.

La spécialité de Bourbonne est la douche chaude, de dix et vingt mètres de pression, telle qu'elle n'est administrée nulle part.

Les cabinets de bains et de douches sont tenus avec la propreté la plus méticuleuse, les baignoires sont en marbre blanc.

Les Thermes possèdent également des étuves, des piscines, on y pratique des pulvérisations, on y administre des douches locales ascendantes et autres sous toutes les formes.

L'eau thermale distribuée en bains ou en douches est absolument pure de tout mélange ; des verres placés dans chaque cabinet permettent aux malades de constater par eux-mêmes la salure de l'eau ; et, contrôle qui n'existe peut-être qu'à Bourbonne-les-Bains, les puisards, les bassins, les réservoirs, la canalisation peuvent être tous les jours visités et examinés par tout baigneur, leur disposition spéciale rend toute addition d'eau ordinaire impossible.

Les Thermes sont ouverts toute l'année ; ils sont chauffés dans toute leur étendue, même en deuxième classe, toutes les fois que la température l'exige.

Un vaste salon d'attente, très bien chauffé, est à la disposition des baigneurs.

Ils forment deux établissements distincts, l'un de première classe, l'autre de seconde classe.

L'établissement de première classe renferme :

Au rez-de-chaussée :

34 cabinets de bains munis de baignoires en marbre blanc ;

22 cabinets de douches munis de tous les appareils en usage ;

2 étuves ;

2 douches ascendantes ;

6 appareils à douche vaginale.

Au premier étage :

20 cabinets de bains ;

23 cabinets de douche.

L'établissement de seconde classe est divisé en deux parties affectées, l'une aux dames, l'autre aux hommes. Chacune renferme 3 piscines, 4 cabinets de bains, 7 cabinets de douche.

L'établissement thermal, première et deuxième classes, est ouvert le matin dès la première heure, suivant la saison.

Pour faciliter le traitement aux personnes qui disposent de peu de temps, l'établissement de première classe est ouvert partiellement après-midi de 2 heures à 6 heures, aux baigneurs payants ; de cette manière, les personnes arrivant par le train de 4 heures et demie du soir peuvent commencer immédiatement leur traitement.

Tarif général.

1ʳᵉ *classe.*

Bain en baignoire, linge compris.	2f »
Douche de 10 minutes, linge non compris	2 »
Douche supplémentaire de 5 minutes.	» 75
Douche à haute pression, linge non compris	2 50
Douche vaginale, —	1 »
Douche ascendante, — . . . . . :	» 50
Etuve, —	1 »
Pulvérisation, —	1 »

Le linge comporte un peignoir chaud et une serviette chaude.

2ᵉ *classe.*

Bain en baignoire, linge compris	1f »
Bain en piscine, linge compris.	» 65
Douche de 10 minutes, linge non compris	1 »
Douche supplémentaire de 5 minutes.	» 50
Douche à haute pression, linge non compris.	1 50
Douche ascendante, linge non compris	» 50

Le linge comporte un peignoir chaud et une serviette chaude.

Tarif commun aux deux classes.

Bains de pieds ou de bras, linge non compris . . . . . »f 30
Sachet de son . . . . » 30
Sachet de mouture de seigle . . . . » 60

Linge.

Matelas de douche . . . . »f 25
Fond de bain . . . . » 25
Drap de douche . . . . » 10
Peignoir chaud . . . . » 15
Peignoir froid . . . . » 10
Peignoir laine . . . . » 35
Serviette chaude . . . . » 10
Serviette froide . . . . » 05

Observation très importante relative au linge :

Précaution méticuleuse qui n'est peut-être prise qu'à l'établissement thermal de Bourbonne-les-Bains. — Chaque jour, tout le linge ayant servi, environ 1,000 peignoirs et 2,000 serviettes, est soigneusement lessivé, dans un énorme cuvier chauffé par la vapeur; l'opération dure cinq heures et le linge séjourne en outre, pendant toute la nuit, dans la lessive chaude.

La buanderie est à la disposition des visiteurs.

Tarif spécial.

Gratuité de faveur.

Le traitement balnéaire gratuit en première classe est accordé :

1º A tous les médecins français et étrangers ;

2º Aux membres de l'Association des journalistes parisiens ;

3º Aux membres de la presse haut-marnaise.

Demi-gratuité de faveur.

Le traitement à demi-tarif en première classe est accordé :

1º Aux femmes et enfants des médecins français et étrangers ;

2º Aux prêtres, religieux, religieuses, instituteurs, professeurs et membres de l'enseignement religieux ou laïque, munis d'un certificat de médecin ;

3º Aux membres des Sociétés de secours mutuels des voyageurs de commerce ;

4º Aux membres de la Fédération dés sapeurs-pompiers de France et d'Algérie.

Toute personne baignant avec un enfant de moins de six ans ne paie qu'un bain et demi.

Deux enfants âgés de moins de six ans appartenant à la même famille et baignant ensemble, paient un seul bain. Cette faveur ne s'applique pas pour les douches.

Gratuité de bienfaisance.

Personnes indigentes. — Le traitement gratuit, à l'établissement thermal de Bourbonne-les-Bains, est accordé aux personnes indigentes par l'autorité administrative (préfet).

Par suite d'une entente intervenue entre l'État et la Société concessionnaire, l'époque fixée pour le traitement gratuit des indigents s'étend du 15 avril au 1er juillet et du 1er septembre au 15 octobre.

Toute personne indigente est admise au traitement gratuit à l'Établissement thermal civil de Bourbonne, du 15 avril au 1er juillet et du 1er septembre

au 15 octobre, **sans aucune formalité administrative,** sous la condition de présenter :

1º Un certificat délivré par un médecin et consta-
tant qu'elle a besoin de l'usage des eaux ;

2º Un certificat délivré par le percepteur de sa commune certifiant qu'elle paie moins de 10 fr. d'impôts.

Pour subvenir à leurs frais de voyage et de sé-
jour à Bourbonne, les personnes indigentes doivent
adresser une demande de secours soit à la préfec-
ture, soit à la mairie de leur domicile.

Les frais de logement et de nourriture à Bourbonne s'élèvent, pour les indigents, à environ 3 fr.
ou 3 fr. 50 c. par personne et par jour.

MM. les médecins consultants de Bourbonne donnent gratuitement leurs soins aux indigents.

NOTA. — Il existe à Bourbonne un comité de secours aux baigneurs indigents, mais ce comité ne
dispose que de ressources fort restreintes, et les personnes indigentes ne doivent pas compter sur lui
pour payer leurs frais de nourriture et de logement.
Le comité ne peut les aider que dans une très faible
mesure.

*Personnes non indigentes, mais dans une position
intéressante ou malheureuse.* — Outre ce qui vient
d'être dit, il peut arriver que des personnes qui ne
rentrent pas dans la catégorie des indigents soient
néanmoins dans une position intéressante ou malheureuse et dans l'impossibilité matérielle de faire
les frais d'une saison thermale.

La société concessionnaire de l'Établissement thermal de Bourbonne-les-Bains, désireuse de venir en
aide à ces personnes, leur accorde, du 15 avril au
1er juillet et du 1er septembre au 15 octobre, le trai-

tement balnéaire gratuit en 2ᵉ classe, mais sous la condition de rigueur qu'elles auront obtenu, avant de présenter leur demande à la Société, soit de leur département, soit de leur commune ou de leur bureau de bienfaisance ou de toute autre institution de charité fonctionnant régulièrement, un secours à l'effet de prendre les eaux de Bourbonne-les-Bains.

Ce secours ne pourra être moindre de 25 fr. venant du département, de la commune ou d'un bureau de bienfaisance, et de 50 fr. venant d'une autre institution de charité.

Pour éviter les abus, les demandes de gratuité pour la catégorie des personnes dont s'agit devront être accompagnées :

1º D'un certificat établissant que le secours a été accordé ;

2º D'un certificat de médecin ;

3º D'un certificat, soit du maire de la commune, soit du curé de la paroisse du demandeur et justifiant que celui-ci se trouve dans une situation pécuniaire intéressante ou malheureuse.

L'établissement de 2ᵉ classe est très bien chauffé.

EAU THERMALE DE BOURBONNE-LES-BAINS

puisée au sondage nº 13, ancien puisard romain.

Prix de la caisse de 25 bouteilles (emballage compris):
15 fr.

Prix de la caisse de 50 bouteilles (emballage compris):
27 fr. 50 c.

En gare de Bourbonne.

Prix spéciaux pour MM. les médecins et pharmaciens.

EAUX MÈRES

*obtenues par la concentration des éléments solubles
de l'eau thermale de Bourbonne-les-Bains.*

Pour obtenir un bain naturel de Bourbonne, il suffit de verser le
contenu d'une bouteille d'eaux mères dans l'eau d'un bain ordinaire.

Prix de la bouteille d'eaux-mères : 2 fr. 50 c.

**Les demandes, accompagnées d'un mandat-poste,
doivent être adressées à l'administration de l'Établissement thermal.**

EAU D'AIGREMONT

PRÈS BOURBONNE-LES-BAINS

SOURCE BAYARD

Sulfatée calcique — Magnésienne et Ferrugineuse.

(Autorisée par arrêté ministériel du 5 mai 1885.)

La seule source froide de Bourbonne et de ses environs qui soit approuvée par l'Académie de médecine (approbation du 1er mai 1885).

**Prix de la caisse de 25 bouteilles (emballage compris) :
15 fr.**

**Prix de la caisse de 50 bouteilles (emballage compris) :
27 fr. 50 c.**

En gare de Bourbonne-les-Bains.

Prix spéciaux pour MM. les médecins et pharmaciens.

HÔPITAL MILITAIRE

Une des preuves les plus évidentes de l'efficacité des eaux de Bourbonne, c'est que l'État n'hésite pas à dépenser chaque année des sommes considérables pour entretenir et agrandir l'hôpital militaire, fondé à Bourbonne en 1732 par Louis XV.

Grâce aux travaux effectués et à ceux en cours d'exécution, cet hôpital est le premier et le modèle de ce genre ; deux cent cinquante officiers et mille soldats peuvent y être traités chaque saison. Il ouvre le 15 mai et ferme le 15 septembre ; la durée de la cure y est de soixante jours.

Cet hôpital occupe une surface considérable dans la ville ; l'installation balnéaire y est bien entendue et même luxueuse ; les logements des officiers et des hommes sont fort simples, mais spacieux et largement éclairés.

Il est administré par un médecin principal ayant sous ses ordres deux médecins-majors de 1re classe, deux aides-majors, un pharmacien et plusieurs officiers d'administration ; le service y est assuré par un détachement de cent vingt infirmiers. Un aumônier catholique y est attaché pendant la saison.

L'hôpital est très intéressant à visiter, mais pour cela il faut obtenir une autorisation du médecin en chef.

LE CASINO — LES GALERIES — LE PARC DE L'ÉTABLISSEMENT

Depuis quelques années, la société concessionnaire administre directement le casino installé dans l'aile Est de l'établissement et comprenant salle de café, salon de lecture, de conversation, salle de jeux et de billard, et une immense vérandah s'ouvrant sur le parc ; le théâtre est situé en face avec entrée sur le parc ; il est disposé pour être transformé en salle de fêtes ; il peut contenir 400 spectateurs.

Un excellent orchestre donne plusieurs concerts dans la journée ; une troupe d'élite joue chaque soir. Le répertoire est des plus variés ; il comporte comédies, vaudevilles, opérettes, opéras-comiques, ballets ; on y a joué supérieurement l'*Arlésienne,* avec chœurs et suite d'orchestre.

Sur un terre-plein nouvellement aménagé et faisant face à la vérandah s'élèvent de belles galeries de construction toute récente qui forment un vaste promenoir et permettent au baigneur de se procurer, sans sortir du parc, près des marchands qui y sont établis, tous les menus objets dont il peut avoir besoin, tout en lui donnant la distraction que présente toujours, pour les oisifs, la vue d'étalages élégants.

Le parc est peu étendu mais très pittoresque, admirablement dessiné et fort bien entretenu; il renferme une remarquable collection d'arbres et d'arbustes : plus de cent variétés ; on y remarque notamment un hêtre pourpre de toute beauté et un vernis du Japon de dimension peu ordinaire sous cette latitude. A l'extrémité d'une allée de tilleuls séculaires s'élève un joli chalet rustique dans lequel on débite l'eau ferrugineuse d'Aigremont et l'eau thermale de Bourbonne.

On a réuni, sous la forme d'un petit monument, divers fragments de colonnes, chapiteaux, dalles, marbres, mosaïques, etc., provenant de l'époque gallo-romaine et trouvés dans les fouilles auxquelles ont donné lieu la reconstitution des thermes civils.

Plusieurs colonnes votives de la même époque et portant des inscriptions latines témoignant la reconnaissance des personnes guéries à Borvo et à Damona, dieu et déesse des eaux, sont disséminées dans le parc.

Une chapelle rustique, placée au-dessus d'un petit rocher, abrite la statue de Notre-Dame-des-Eaux ; cette chapelle est très fréquentée et littéralement encombrée d'*ex-voto*. Sur le flanc du rocher, au bas de la chapelle, une belle statue de Jeanne d'Arc la Champenoise, et non la Lorraine, puisqu'elle est née dans la prévôté de Chaumont-en-Bassigny, c'est-à-dire en Champagne ; la Lorraine n'était du reste pas française à l'époque.

Les amateurs de croquet y trouveront plusieurs emplacements commodes.

Une grande plate-forme pour jeu de tennis a été aménagée dans le haut du parc.

L'entrée du parc est publique et gratuite, sauf s'il s'agit de fêtes de bienfaisance ; la chaise s'y paie dix centimes.

La police du Casino est réglée par un arrêté du ministre de l'intérieur ; cet arrêté est affiché à l'entrée du parc et au théâtre.

Prix des abonnements au casino.

Abonnements restreints, donnant droit à l'entrée de la salle de café quand il n'y a pas bal, des salons de conversation et de lecture, de la vérandah, de la rotonde et aux chaises du parc.

Pour les Étrangers :
Un mois . . . . **4 fr.**

Pour les Habitants de Bourbonne :

    Pour la saison. . . . . 5 fr.

Pour MM. les Officiers hospitalisés en activité de service jusqu'au grade de capitaine inclusivement :

    du 1er juin au 15 juillet. . . . . 2 fr.

    du 15 juillet au 31 août. . . . . 2 fr.

Abonnements complets, donnant en outre droit aux concerts, aux bals et au théâtre, à raison de 16 représentations, concerts ou bals par mois et 8 par quinzaine.

Pour les Étrangers (chaises au théâtre) :

    Un mois. . . . . 25 fr.

    15 jours . . . . 15 fr.

Pour les Habitants de Bourbonne (chaises au théâtre) à compter du 4e rang :

    Du 1er juillet au 31 août . . . . 30 fr.

Pour MM. les Officiers hospitalisés en activité de service jusqu'au grade de capitaine inclus (chaises au théâtre) :

    Du 1er au 15 juillet. . . . . 8 fr.

    Du 15 juillet au 31 août. . . . . 20 fr.

Abonnements aux fauteuils :

    Pour un mois . . . . 30 fr.

    Pour quinze jours. . . . . 20 fr.

Prix des entrées au Théâtre et aux Bals

Fauteuils . . . . 3 fr., en location 3 fr. 25 c.

Chaises . . . . 2 fr.   id.   2 fr. 25 c.

Banquettes . . . . 0 fr. 75 c.

Entrée aux bals . . . . 2 fr.

Pour MM. les Officiers hospitalisés, en activité de service, jusqu'au grade de capitaine inclus, le prix des chaises, aux représentations ordinaires, est fixé à 1 fr. L'entrée aux bals est gratuite.

Pour les sous-officiers et soldats hospitalisés, le prix aux banquettes est réduit à 0 fr. 50 c.

Par dérogation au tarif fixé par M. le Ministre de l'intérieur, les prix ci-dessus fixés sont réduits à titre exceptionnel, pour la saison 1899 seulement ; ils n'engagent pas la Société concessionnaire pour les années suivantes.

En outre, les prix ci-dessus fixés pour les entrées au théâtre ne s'appliquent pas aux représentations extraordinaires, abonnements suspendus.

Location de chaises dans le parc. Dix centimes par séance pour les personnes non abonnées.

Prix des consommations au café du casino.

Les consommations livrées par le café du casino sont de première qualité ; les liqueurs n'y sont vendues qu'en bouteilles d'origine.

Le tarif des consommations est affiché sous la vérandah et dans la salle de café ; les prix sont très modérés.

Cercle.

Le cercle des Thermes est installé au casino, dans les salons du premier étage ; on y est admis suivant les formalités usitées dans les villes d'eaux ; les demandes d'admission doivent être adressées au gérant du casino.

MM. les officiers sont admis de plein droit au cercle des Thermes.

Petits chevaux.

Dans la rotonde de la vérandah, un grand jeu de petits chevaux à combinaison réunit, plusieurs fois dans la journée, une foule empressée d'amateurs de ce genre de sport.

HÔTELS — MAISONS MEUBLÉES — FACILITÉS D'APPROVISIONNEMENT

Une des conditions essentielles d'une cure sérieuse, c'est un bon logement ; un baigneur ne devrait jamais débarquer à Bourbonne, sans avoir préalablement retenu sa chambre ou son appartement.

Bourbonne étant une ville relativement importante (4,500 habitants), si on la compare aux stations ordinaires, il en résulte nécessairement que les logements meublés y sont plus communs qu'ailleurs.

Les hôtels y sont nombreux, il y en a de toutes classes et pour toutes les bourses ; il est juste de dire qu'ils se font entre eux une concurrence qui, au premier abord, semble devoir tourner à l'avantage du baigneur, mais qui, en réalité, tourne plutôt à son préjudice, comme il sera facile de s'en rendre compte par les explications ci-après.

Une des plaies de la station de Bourbonne, et elle a cela de commun avec beaucoup d'autres, ce sont les pisteurs que les hôteliers envoient jusqu'à Vitrey pour racoler les baigneurs.

A peine le train a-t-il stoppé, qu'une véritable meute d'individus, le chef couvert de casquettes galonnées, se précipitent aux portières, assaillent les voyageurs ahuris, saisissent leurs bagages, les bourrent de cartes, recommandent leurs hôtels, font les prix et traitent au rabais.

Et ce n'est pas fini ; dans le trajet de Vitrey à Bourbonne, ils pénètrent dans le compartiment des personnes rebelles à leurs boniments et les assomment littéralement avec leur bagout. Quand ils trouvent des baigneurs dociles, ils leur racontent des histoires à dormir debout sur l'Établissement thermal, leur bête noire, sur le Casino, sur leurs concurrents, etc., recommandent certains cafés, certains fournisseurs, et aussi, il faut bien le dire, certains médecins au détriment des autres.

Nous ne comprenons pas que la Compagnie de l'Est tolère de pareilles pratiques qui ne peuvent que jeter du discrédit sur la station et indisposer les voyageurs. Ceux-ci, qui paient leur parcours, ont le droit d'exiger que la Compagnie les garantisse contre ces sollicitations importunes et assure leur tranquillité. Nous saurons du reste le rappeler à la Compagnie.

Un baigneur, s'il sait marchander adroitement, peut se faire admettre à un prix dérisoire dans certains hôtels réputés des premiers de la station.

Cette manière de faire a eu des conséquences déplorables dont les hôteliers, auteurs de ces pratiques, ont été les premières victimes ; en recevant du monde à tous prix, ils ont introduit dans leurs hôtels des personnes qui y étaient absolument déplacées et sous le rapport de la situation sociale et sous celui de l'éducation ; la clientèle choisie s'est trouvée blessée et mécontente de la promiscuité qu'on lui imposait.

D'autre part, l'hôtelier qui accepte des pensionnaires à un prix dérisoire, ne consent pas pour cela à perdre de l'argent ; il essaie de s'en tirer avec la somme qu'on lui donne et le baigneur qui traite à 6 fr. par jour peut être assuré qu'il n'en aura que pour 6 fr. ; le malheur, c'est que ses voisins, qui paient plus cher, sont traités absolument comme lui, en sorte qu'au bout de quelques jours, tout le monde est mécontent.

Est-ce à dire que cette règle soit générale ? heu-

reusement non ; il est des hôtels qui, maintenant
leurs prix, prix excessivement raisonnables, ont le
respect de leur clientèle et n'admettent pas des personnes qui seraient déplacées. Dans ces hôtels-là, les
mères peuvent descendre avec leurs enfants, sans
craindre pour ceux-ci une fréquentation douteuse.

Mais, de ce que nous venons de dire, il résulte
pour le baigneur qui veut éviter les ennuis signalés
plus haut, l'obligation de choisir son hôtel à l'avance
et de bien faire, avec lui, ses conditions de logement
et de table.

A prix égal, le baigneur sera généralement beaucoup mieux à Bourbonne que dans les stations simi-
laires, en raison même de l'importance relative de la
ville et de son marché qui donne des facilités d'ap-
provisionnement qui manquent dans les autres stations.

Pour 8 à 10 fr. par jour, chambre, service, bougie
et table d'hôte compris, le baigneur seul peut être
très bien traité dans les hôtels de premier ordre ;
pour 12 à 14 fr. par jour, il peut être servi à part
et admirablement logé. Dans les hôtels de second
ordre, mais bien et proprement tenus, le baigneur
plus modeste trouvera une table abondamment servie
et une chambre confortable pour 5 à 7 fr. par jour ;
l'indigent, le baigneur besogneux auront à leur disposition des hôtels de troisième ordre, mais également propres et bien tenus, où on leur donnera la
table et le logement pour 3 fr. à 4 fr. 50 c. par jour.
Enfin, les familles peuvent obtenir, soit dans les hôtels, soit dans les maisons meublées, à des prix relativement peu élevés, des appartements meublés qu'ils
paieraient le double ou le triple dans d'autres stations.

Nous mettons ici en garde les baigneurs qui dési-

rent dormir tranquillement, contre les habitudes de
certains hôtels où se donnent souvent plusieurs bals
par semaine et où le piano, les danses, le bruit du-
rent jusqu'à 1 ou 2 heures du matin, rendant tout
sommeil impossible ; le baigneur, soucieux de repo-
ser, devra se renseigner à cet égard avant de traiter
définitivement.

Outre les hôtels, il existe, nous l'avons dit, un
grand nombre de maisons meublées où les personnes, les familles surtout, qui désirent vivre isolées,
peuvent se loger dans d'excellentes conditions. Ces
maisons fournissent généralement la batterie de cuisine, la vaisselle, le linge de table, enfin tout ce qui
est nécessaire aux personnes qui veulent vivre complètement chez elles et préparer elles-mêmes leurs
aliments.

Bourbonne, sous le rapport des approvisionne-
ments, possède toutes les ressources d'une grande
ville ; on y trouve en grand nombre des boulangers,
bouchers, épiciers, charcutiers, pâtissiers, marchands
de vins, de fruits, de légumes, de poissons, etc., etc.

Un marché très important se tient deux fois par
semaine : le jeudi et le dimanche.

CULTES

L'église paroissiale de Bourbonne offre toutes facilités pour suivre les pratiques de la religion catholique ; tous les dimanches, à 11 heures et demie, est
dite une messe spéciale pour les baigneurs.

Un temple évangélique permet aux protestants de
remplir leurs devoirs religieux ; un pasteur est spécialement détaché à Bourbonne pendant la saison.

CHEMINS DE FER

Bourbonne-les-Bains est une station du réseau des chemins de fer de l'Est français ; la gare se trouve en pleine ville, à cinq minutes à peine de l'établissement thermal et des principaux hôtels.

Le trajet de Paris à Bourbonne s'effectue directement en sept heures par les divers trains portés à l'horaire de la Compagnie de l'Est.

A partir du 15 juin et jusqu'au 15 septembre, circule un train express direct de Paris à Bourbonne et *vice versa* de Bourbonne à Paris ; à ce train est attelé un wagon-restaurant.

Départ de Paris pour Bourbonne à 10 h. 40 m. du matin, arrivée à Bourbonne à 4 h. 41 m. du soir.

Départ de Bourbonne pour Paris à 2 h. 54 m. du soir, arrivée à Paris à 8 h. 59 m.

Le trajet, aller ou retour, s'effectue donc par cet express en six heures seulement.

Les voyageurs venant du Nord et de la Belgique correspondent exactement, à Chaumont, avec les trains de Paris-Bourbonne-Belfort-Bâle, savoir :

Ceux d'Angleterre, par le train de nuit Calais-Chaumont-Bâle et par le train de jour Calais-Hirson-Toul-Chalindrey-Bourbonne ;

Ceux du Nord et de la Belgique, par le direct Laon-Reims-Chaumont-Dijon.

Les voyageurs venant de Lyon-Dijon et ceux de Nancy-Toul-Neufchâteau correspondent exactement à Chalindrey avec les trains de Paris-Bourbonne-Belfort.

Au surplus, consulter les indicateurs.

Nous donnons ci-dessous l'horaire Paris-Bourbonne et Bourbonne-Paris, lequel ne peut subir de modifications importantes.

BOURBONNE-LES-BAINS A PARIS

STATIONS.	1re, 2e, 3e.	1re, 2e, 3e.	1re, 2e, 3e.	1re, 2e. K	1re, 2e, 3e.	1re, 2e, 3e.
	matin.	matin.	soir	soir	soir	soir
Bourbonne-les-Bains. dép.	4 39	8 51	1 04	2 54	4 55	9 31
Vitrey . . . . {arrivée.	5 3	9 26	1 28	3 16[2]	5 32	10 05
						1re,2eel.
{départ.	5 8	9 26	2 28	3 16	5 34	10 22
Chalindrey.	6 6	10 29	3 06	4 02	6 35	10 56
Langres..	6 31	10 59	3 39	4 17	6 52	11 20
				W. R.		
Chaumont	7 31	11 49 soir	4 17	4 53	7 54	11 59[3] matin
Troyes.	9 58 soir	2 11	6 05	6 19	10 38 matin	1 45
Longueville	1 24	4 15	8 03	7 32	min.55	3 19
Paris . . . . arrivée.	3 42[1]	6 45	10 »	9 05	3 15	5 »

. 1. Autre arrivée à Paris en 1re classe à 6 h. 45 m. du soir, changement de train à Chaumont, voiture de 1re classe à couloir avec water-closet et lavabo entre Chaumont et Paris.
. 2. Du 15 juin au 15 septembre inclus.
. 3. Autre arrivée en 1re, 2e, 3e classe à Chaumont à 2 h. 09 m. du matin et à Paris à 9 h. 39 m. du matin, départ de Vitrey à minuit 11 m.

PARIS A BOURBONNE-LES-BAINS

STATIONS.	1re, 2e, 3e.	1re, 2e.	1re, 2e, 3e.	1re, 2e.	1re, 2e.	1re, 2e, 3e.
	matin	matin	matin	soir	soir	matin
Paris . . . . départ.	9 10	10 40	7 58	9 25	10 20	min.35
Longueville	10 34	11 57 soir	10 02 soir	11 » matin	matin min.14	2 41
Troyes.	11 56 soir	1 05	midi51	min.27	1 56	4 36
Chaumont	2 28	2 44	4 10	2 20	4 42	8 19
Langres	3 »	3 16	5 01	3 02	5 25	9 23
Chalindrey	3 17	3 36	5 19	3 17	5 45	9 42
Vitrey . . . . {arrivée.	3 45	4 06	6 11	3 48	6 39	10 22
{départ	4 16	4 16	6 25	3 55	6 55	10 45
Bourbonne-les-Bains . arr.	4 41	4 41	7 08	4 28	7 27	11 22

POSTES ET TÉLÉGRAPHE

BUREAU. — Le bureau est situé sur la place de l'Hôtel-de-Ville. Il est ouvert tous les jours de 7 heures du matin à 8 heures du soir.

TÉLÉPHONE. — Bourbonne est depuis le 20 juin 1899 relié au réseau téléphonique général par la ligne de Bourbonne-Chaumont-Troyes-Paris.

Arrivée des courriers et distribution des dépêches.

Il arrive trois courriers par jour : à 5 heures du matin, de Paris ; à 11 heures, de la direction de Dijon-Gray ; à 4 heures du soir, de Paris ; les distributions ont lieu à 6 heures du matin, à midi et à 5 heures du soir. Toutefois, le dimanche, il n'y a pas de distribution à midi.

Départ des courriers et levée des boîtes.

Il y a trois départs des dépêches par jour :

A midi, pour Chaumont, Langres et la ligne du Midi par Dijon ;

A 4 heures du soir, pour la direction de Paris et d'Avricourt, et du Midi par Dijon.

Et à 9 heures du soir pour Paris et toutes les directions.

Les levées ont lieu :

A la boîte du bureau, à 11 h. 45 m., à 3 h. 55 m. et à 9 heures ; aux boîtes de la ville, à 11 h. 5 m. et à 7 h. 35 m. du soir ; les levées de la boîte de la gare se font cinq minutes avant le départ de chaque train.

Emplacement des boîtes de la ville.

1º Rue Férat, au coin de la Grande-Rue ;

2º Coin de la Grande-Rue et de la rue de Borne ;

3º Place des Bains ;

4º Coin de la rue Vellone et de la rue d'Orfeuil ;

5º Coin de la rue des Capucins et de la rue du Moulin.

PROMENADES PUBLIQUES

Outre le parc du Casino, Bourbonne possède trois autres jardins publics ou promenades.

D'abord, tout en sortant de la gare, le square de la gare, qui avait été jusqu'alors absolument négligé, mais qui vient d'être concédé par la Compagnie du chemin de fer de l'Est à la Société fermière, qui en quelques mois l'a déjà fort bien mis en état.

La promenade d'Orfeuil, située à proximité de l'Établissement thermal, fut créée par un intendant de Champagne qui lui laissa son nom ; c'est là que s'installent les marchands forains.

La promenade de Montmorency qui appartint à la famille de ce nom ; elle fut, dit-on, dessinée par Le Notre ; elle est en tout cas remarquable par son étendue et ses ombrages séculaires ; son éloignement relatif et l'humidité dont elle est imprégnée font qu'elle est peu fréquentée par les baigneurs.

La promenade des Cycomores, située près de l'hôtel de ville, bien abritée du nord et regardant au midi le parc du Casino. Malheureusement, elle n'est pas entretenue.

LES

ENVIRONS DE BOURBONNE

(Excursions)

Les environs de Bourbonne sont très pittoresques : on y trouve des points de vue vraiment remarquables auxquels il ne manque que la vogue pour atteindre à la célébrité.

Les routes qui convergent à Bourbonne sont nombreuses et bien entretenues ; les cycles et les automobiles peuvent y rouler sans risquer de grosses avaries. Ces routes conduisent à de jolis villages ou à des points de vue ou de promenade dont Lous allons citer les principaux.

Les personnes qui ne pratiquent ni la bicyclette, ni l'automobile trouveront à Bourbonne plusieurs loueurs bien montés en chevaux et voitures et qui, moyennant un prix très raisonnable, les promèneront dans des conditions aussi agréables que possible.

Nous prévenons toutefois les promeneurs et excursionnistes que les voitures ne sont pas tarifées à Bourbonne, qu'en conséquence les prix des courses et excursions sont entièrement à la discrétion du loueur. Pour éviter des surprises désagréables, ils feront donc sagement de bien fixer toutes leurs conditions à l'avance.

COIFFY-LE-HAUT

(7 kilomètres.)

A 420 mètres au-dessus du niveau de la mer, sur un coteau élevé d'où l'on découvre toute la vallée de l'Amance et, lorsque le temps est clair, les toits de la ville de Langres et les tours de la cathédrale Saint-Mamers.

Coiffy possédait un château fort dont il ne reste pas la moindre trace ; l'emplacement en était superbe, et la position stratégique remarquable ; des noyers séculaires remplacent aujourd'hui les ponts-levis, les tourelles et le machicoulis.

Le château de Coiffy soutint plusieurs sièges, et ce fut dans ses murs que le marquis de Bourbonne arrêta, au nom du roi, en 1627, lord Montaigu « envoyé par les cours d'Espagne et d'Angleterre pour fomenter une ligue contre la France ».

Le château fut ensuite détruit, en 1635, par ordre du cardinal de Richelieu, et, le 15 mai 1638, le colonel Bornival, commandant les garnisons étrangères de Jonvelle et autres lieux, brûla le village en entier et fit égorger, dans l'église, le curé avec 388 habitants.

Une inscription et un autel commémoratif témoignent de ce fait barbare dans l'église actuelle du bourg, où l'on remarque en outre d'autres inscriptions et des pierres tombales curieuses.

Le panorama de Coiffy est un des plus renommés de la région ; nous ne saurions trop conseiller aux touristes de ne point reprendre, au retour, la route

qu'ils ont déjà suivie, mais de revenir à travers bois
par les hauteurs et le village de Montcharvot, qui
dominent un autre versant de la contrée où se déroule, à perte de vue, un véritable océan de forêts.

MORIMOND (*par ARNONCOURT et FRESNOY*)

(16 kilomètres.)

Une des plus ravissantes excursions à faire aux
environs de Bourbonne et à laquelle, malgré la
distance, une demi-journée suffit amplement. La
route, très accidentée, présente un aspect agreste,
sauvage même, en plusieurs endroits, qui diffère to-
talement des paysages adoucis des vallées de l'Apance
et de la Saône.

A Fresnoy, antique église nouvellement restaurée,
dans laquelle on vénère le chef de sainte Ursule;
deux tombes appartenant à la famille de Choiseul
s'y trouvent également.

Deux kilomètres séparent Fresnoy de Morimond.
Hélas! rien ne subsiste plus que la porte d'entrée et
un pan de mur, de cette abbaye magnifique d'une
richesse inouïe, dont le pouvoir juridique s'étendait
au loin à la ronde, et qui avait droit de pêche « dans
la Moselle et la Meuse jusqu'à Metz et Verdun; dans
la Saône jusqu'à Gray ».

Les trésors de ce monastère, quatrième fondation
des fils de saint Bernard, furent, en 1789, dispersés
aux quatre vents; la cathédrale de Langres possède
les orgues, les stalles et les grilles de l'église abba-
tiale; Chaumont, les archives, livres et manuscrits.

Les cisterciens choisissaient, en général, pour

*

édifier leurs abbayes, des sites appropriés à la vie
monastique, toute de recueillement et de contempla-
tion; jamais, je crois, ils ne réussirent aussi complètement qu'à Morimond. Le couvent était bâti
dans une vallée sauvage qu'un rempart de hautes et
profondes forêts semble séparer du reste du monde;
un étang de vingt hectares met, dans le paysage, la
note sereine de ses eaux bleues et calmes, que les
bois et les collines environnantes préservent des
tempêtes violentes. Tous les bruits extérieurs vien-
nent mourir au seuil de cette solitude; la paix et le
silence émanent de l'âme des choses; c'était bien le
port du salut, la grande quiétude du cloître avant le
repos de la tombe.

AIGREMONT (*par SERQUEUX*)

(8 kilomètres.)

A 4 kilomètres de Bourbonne, adossé à l'un
des contreforts des Faucilles, s'élève le gros village
de Serqueux (1,500 habitants) dont le vignoble est
renommé dans la région.

Serqueux existait déjà lors de l'occupation romaine, et ses carrières de pierre fournissaient les
matériaux nécessaires à la fabrication des cercueils
ou sarcophages, d'où, par corruption : *Serqueux*
(*sarcophagi*).

L'église, sans caractère spécial, abrite quelques
vieilles et naïves effigies de saints, en bois sculpté;
celle de saint Blaise, toute petite, et fixée au bout
d'un bâton que l'on porte aux processions solen-
nelles, est l'objet d'un culte particulier. Saint Blaise

a, paraît-il, le don de faire trouver femme jeune et séduisante aux barbons venant, sur le tard, à récipiscence.

Lorsqu'on a le jarret solide, ne pas hésiter, malgré l'aspect peu engageant du *raidillon,* à gravir la côte jusqu'au lieu dit : la Croix. La vue magnifique que l'on découvre de ce point élevé compense largement la légère fatigue ressentie ; tout le pays se déroule avec ses villages, ses champs, ses vallées, sa ceinture d'admirables forêts, et, de plus, à l'automne, on peut faire là une ample moisson de bruyères.

En suivant le chemin de la montagne, on arrive à Aigremont, hameau des plus pittoresques, qui s'élève au-dessus de Larivière, à 450 mètres environ d'altitude. Le château, dont il ne subsiste que des vestiges informes et un ou deux formidables murs de soutènement, fut bâti au temps de Charlemagne par Maugis, baron d'Aigremont, oncle des quatre fils Aymon, de vaillante et romanesque mémoire. L'église fort ancienne, bien conservée, mérite qu'on s'y arrête.

On y voit quatre pierres tombales appartenant aux seigneurs qui succédèrent aux barons d'Aigremont dans la possession du fief : les Choiseul ; on peut aussi visiter un souterrain qui dut servir autrefois de caveau funéraire, et dans lequel des fouilles pratiquées mirent au jour des squelettes encore revêtus de leurs vêtements somptueux. L'accès en est un peu difficile, et si les promeneurs peuvent sans inconvénient se risquer à y descendre, les promeneuses feront mieux de rester dans l'église et d'aller pendant ce temps admirer à la sacristie le splendide reliquaire de saint Sébastien, en argent massif, provenant de l'abbaye de Morimond.

CHATILLON-SUR-SAÔNE
(*par* VILLARS-SAINT-MARCELLIN *et* FRESNES)

(11 kilomètres.)

En sortant de Bourbonne et en descendant la vallée de l'Apance, le promeneur rencontre d'abord
Villars-Saint-Marcellin, petit village situé sur les
bords mêmes de la rivière et bien connu des pêcheurs
à la ligne, car l'Apance a la réputation d'être pois-
sonneuse à cet endroit. Ancienne église romane, bâtie en contre-bas du porche ; celui-ci est couvert d'un
toit en auvent, comme dans la plupart des sanctuai-
res campagnards remontant aux XIe et XIIe siècles.
Une pierre tombale fait le dallage de ce porche ; au-
dessus du portail, on distingue quelques bas-reliefs
informes, dont le dessin primitif ne laisse aucun
doute sur l'antiquité du monument. La nef a subi de
nombreuses et peu artistiques réparations qui lui ont
enlevé son originalité première ; aussi, le chœur et
la crypte de cette église sont-ils seuls classés parmi
les monuments historiques. La crypte surtout, bien
conservée, est fort curieuse : pas très grande, mais
de proportions harmonieuses ; un double rang de colonnes du plus pur style roman soutient la voûte ; à
gauche, un immense cercueil de pierre repose sur
deux supports ; une large ouverture ronde est creusée
à l'endroit où devait être le chef du mort. Selon la
tradition populaire, ce tombeau serait celui de saint
Marcellin, et les croyants affligés de migraine n'au-
raient qu'à poser leur front contre l'excavation pratiquée dans le sarcophage pour être immédiate-

ment soulagés, et souvent même à tout jamais guéris.

Or, cette sépulture, qui date du XVIe siècle, est en réalité celle du chevalier Jacques de Saint-Cyr, de bravoure et vaillance réputées, et dont le célèbre cheval, *Brayefort,* accomplissait dans la mêlée des exploits semblables à ceux qui, trois siècles plus tard, illustrèrent la fameuse jument du général Marbot, *Lisette,* pendant les guerres de l'Empire.

— Eh bien, alors... et les miracles?

— Parfaitement, il y en a eu; n'est-ce point la foi qui sauve?

A 4 kilomètres de Villars, en suivant la route qui est plane et fort belle, Fresnes-sur-Apance, riche commune que l'on appelait autrefois : Fresnes-les-Sorciers. Cela sent le fagot d'une lieue, aussi l'histoire locale relate-t-elle plusieurs autodafé dont les malheureux soupçonnés de satanisme firent les frais.

Aujourd'hui, Fresnes jouit du renom le plus paisible et le plus orthodoxe. On y trouve encore quelques maisons très vieilles; l'église, outre son joli clocher couvert de tuiles multicolores qui chatoient au soleil comme des plumes d'oiseau rare, possède un ancien tableau, remarquable copie de la *Madeleine,* du Guide, fort apprécié des amateurs.

De Fresnes on gagne Châtillon-sur-Saône, distant d'environ 3 kilomètres, l'endroit par excellence pour manger le poisson de Saône et, en particulier, des anguilles renommées. Châtillon se trouve au confluent de l'Apance et de la Saône. Village assez important que protégeait, au moyen âge, un château fort dont il reste encore quelques vestiges; à voir aussi, sur la place de l'église, d'anciennes maisons aux balcons, façades et porches ornés de belles sculptures, mais tombant malheureusement en ruines.

La Saône coule à travers de grasses prairies, serpente au bas de coteaux superbement boisés; le visiteur, laissant sa voiture à l'auberge, pourra, s'il en a fantaisie, suivre le cours d'eau dans ses capricieux méandres et faire ainsi, à pied, en plus de l'excursion traditionnelle, une courte promenade dans un pays charmant et pittoresque.

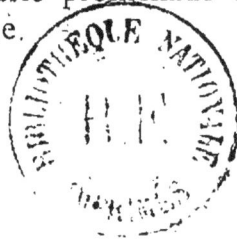

Nancy, impr. Berger-Levrault et Ci .

NANCY, IMPRIMERIE BERGER-LEVRAULT ET Cⁱᵉ

BIBLIOTHEQUE NATIONALE DE FRANCE

3 7531 03285533 1